实用临床护理"三基"

——习题篇

东南大学出版社
·南京·

图书在版编目(CIP)数据

实用临床护理"三基".习题篇/唐维新主编.—南京:
东南大学出版社,2005.1(2023.7 重印)
ISBN 978-7-81089-816-4

Ⅰ.实… Ⅱ.唐… Ⅲ.护理学—习题 Ⅳ.R47-44

中国版本图书馆 CIP 数据核字(2004)第 141255 号

东南大学出版社出版发行
(南京四牌楼 2 号 邮编 210096)
出版人:江建中
江苏省新华书店经销 南京玉河印刷厂
开本:700mm×1000mm 1/16 印张:13 字数:215 千字
2005 年 3 月第 1 版 2023 年 7 月第 38 次印刷
ISBN 978-7-81089-816-4
印数:335001~345000 册 定价:39.00 元
(凡因印装质量问题,可直接向发行部调换。电话:025-83791830)

·

编写委员会名单

主　编：唐维新

副主编：郑必先　李少冬　霍孝蓉

顾　问：谈瑗声　屠丽君　孙元美

编　委（以姓氏笔画为序）：

丁建成	王伟智	王丽君	王　洁	田金萍
朱兰坚	向小荣	刘世晴	刘慧生	许　萍
李文玲	李　玫	李松琴	李国宏	李惠玲
吴荣华	宋　瑾	宋燕波	张　梅	张淑芬
张绮霞	张镇静	陈玉红	陈晓敏	陈湘玉
金美娟	赵奕华	赵莉萍	赵　勤	桂斯卿
顾　平	顾则娟	顾　慧	徐旭娟	徐纪勇
崔　焱	梁　爽	程　敏	童淑萍	翟凤平
樊桂莲	薛小玲	戴新娟	濮益琴	

序

    掌握基础理论、基本知识和基本技能(简称"三基")是临床护理人员为患者服务的基本功,是提高护理队伍素质,提高医疗质量的基础条件。

    近年来,随着医学的快速发展,各学科新知识、新技术的不断涌现以及护理专业理论与技能的丰富与扩展,护理"三基"亟待更新与完善。江苏省护理学会在 1998 年版的基础上,组织修订了这本《实用临床护理"三基"》。该书在专业水准上有所提升,内容上更系统、全面,理论上更有新意,操作上更注重实用性,是各级医院临床护理人员"三基"培训的一本指导书,也是护士规范化培训、在职教育、护理院校实习生"三基"训练的参考书。相信它能成为护理人员的良师益友。

    由于"三基"内容涉及面广,该书的编写工作又是初次尝试,存在的不足在所难免。探索是勇气、是追求,参加编写工作的各位护理专家的辛勤劳动功不可没。希望护理同仁与编者一道就不完善处进行探索与修改。

唐维新

前　言

　　2004 年在江苏省卫生厅医政处的关心和支持下,《实用临床护理"三基"》出版发行了。全省广大护理人员以满腔的热情、高度的职业责任感,在繁重的临床护理工作中,认真阅读了该书,对该书的科学性、先进性、实用性给予了充分的肯定,并提出了许多宝贵的意见和建议,这对参与编写的全体人员是极大的鼓舞与鞭策。

　　为便于广大护理人员更好地掌握和记忆,我们组织了部分原作者及有关护理人员,编写了《实用临床护理"三基"——习题篇》,作为《实用临床护理"三基"——理论篇》的辅助读本。

　　本书附一套模拟试卷,可供各医疗机构护理管理部门出题或评分时参考。

　　由于时间仓促、业务水平有限,编写中的不足之处,敬请各位同仁批评指正。

江苏省护理学会

二○○五年一月

目　　录

基础理论

第一章　护理理论

(一) 单项选择题

1. 整体护理的指导思想是： （　　）
   A. 以问题为本　　　　　　　　B. 以人为本
   C. 以护理对象的生理需要为本　　D. 以护理对象的心理需要为本

2. 下列哪项不是整体护理的实践特征： （　　）
   A. 以现代护理观为指导　　　　B. 以护理程序为核心
   C. 以治疗为中心　　　　　　　D. 实施主动的计划性护理

3. 在马斯洛的人类基本需要层次中,最高层次的需要是：（　　）
   A. 爱与归属的需要　　　　　　B. 安全需要
   C. 自我实现的需要　　　　　　D. 尊重需要

4. 塞里(Selye H.)认为,压力是人体对任何加诸于他的需求所作的： （　　）
   A. 特异性反应　　　　　　　　B. 非特异性反应
   C. 应激　　　　　　　　　　　D. 防卫

5. 护理理念的基本要素是： （　　）
   A. 个人、家庭、社区、社会　　B. 人、健康、疾病、护理
   C. 健康、疾病、环境、护理　　D. 人、健康、环境、护理

6. 依据赛里的压力学说,下列哪项不是人体对压力原的反应分期： （　　）
   A. 警觉期　　　B. 否认期　　　C. 抵抗期　　　D. 衰竭期

7. 人类适应不包括的层次是： （　　）
   A. 物理层次　　　B. 生理层次　　　C. 心理层次　　　D. 社会文化层次

8. 在以下护理理念的基本要素中,哪项不是影响和决定护理实践的因素：

   （　　）
   A. 人　　　　　B. 健康　　　　　C. 护理　　　　　D. 治疗

9. 下列不属于奥勒姆自理模式基本结构的是： （　　）
   A. 自理结构　　　　　　　　　B. 助理结构
   C. 自理缺陷结构　　　　　　　D. 护理系统结构

10. 下列哪项不是罗伊适应模式的基本内容： （   ）
    A. 心理功能　　 B. 自我概念　　 C. 角色功能　　 D. 互相依赖

11. 依据罗伊的模式,护理人员可通过哪种方式帮助病人： （   ）
    A. 积极联系医生
    B. 有效执行医嘱
    C. 控制或改变刺激,提高人的应对能力和扩大适应区
    D. 运用护理程序实施计划

12. 下列哪项不属于纽曼的保健系统模式： （   ）
    A. 压力原　　　　　　　　 B. 机体防御功能
    C. 物理治疗　　　　　　　 D. 预防性护理活动

13. 依据纽曼模式,护理的主要功能是： （   ）
    A. 执行医嘱
    B. 执行护理程序
    C. 帮助护理对象保持、恢复系统的平衡和稳定
    D. 健康教育

14. 依据纽曼模式,第三级预防保健护理的重点是： （   ）
    A. 早期发现病例
    B. 早期治疗
    C. 控制或改变压力原
    D. 帮助护理对象恢复和重建功能,防止压力原的进一步损害

(二) 多项选择题

15. 护理的任务是： （   ）
    A. 减轻痛苦　　　　 B. 治疗疾病　　　　　 C. 恢复健康
    D. 促进健康　　　　 E. 维持健康

16. 1980 年美国护士学会对护理的定义包括： （   ）
    A. 诊断人类对现存的健康问题的反应
    B. 处理人类对现存的健康问题的反应
    C. 诊断人类对潜在的健康问题的反应
    D. 处理人类对潜在的健康问题的反应
    E. 协助医疗活动

17. 护理学的理论范畴包含： （   ）
    A. 临床护理　　　　　　　 B. 护理专业知识体系与理论架构
    C. 护理学与社会发展的关系　　 D. 护理教育

E. 护理学交叉学科与分支学科

18. 护理学的实践范畴包含： （　　）

    A. 护理学的研究对象、任务、目标、学科发展方向

    B. 临床护理　　　　　　　　C. 社区护理

    D. 护理教育　　　　　　　　E. 护理管理

19. 现代护理学的发展经历了以下几个阶段： （　　）

    A. 以问题为中心的阶段　　　B. 以护理程序为中心的阶段

    C. 以疾病为中心的阶段　　　D. 以病人为中心的阶段

    E. 以人的健康为中心的阶段

20. 整体护理的内涵强调： （　　）

    A. 人的整体性　　　　　　　B. 护理的整体性

    C. 护理专业的整体性　　　　D. 护理目标的一致性

    E. 护理工作的重要性

21. 帮助病人应对压力的具体做法是： （　　）

    A. 评估病人所受压力的程度、时间、以往经验及社会支持系统等

    B. 分析病人的具体情况,协助病人寻找压力原

    C. 安排适宜的住院环境,帮助病人尽快适应住院生活

    D. 协助并指导病人运用心理防卫机制有效应对

    E. 协助病人建立良好的人际关系

22. 护士自身应对工作压力的方法是： （　　）

    A. 处理好各种关系,减少心理压力对健康的影响

    B. 树立客观的职业观,设立现实的期望和目标

    C. 参加继续教育,提高专业水平

    D. 定期自我测评,分析并采取适当方法减轻工作压力

    E. 采取适宜的自我调节方法

23. 依据研究重点不同,护理理论可分为以下哪几种类型： （　　）

    A. 以需要为中心的理论　　　B. 以问题为中心的理论

    C. 以护患关系为中心的理论　D. 以系统为中心的理论

    E. 以护士为中心的理论

24. 依据奥勒姆学说,护理人员可通过以下哪几种护理系统帮助病人：（　　）

    A. 社会偶联系统　　　　　　B. 全补偿系统

    C. 部分补偿系统　　　　　　D. 支持－教育系统

    E. 护理程序系统

习 题 答 案

☞单项选择题

1. B   2. C   3. C   4. B   5. D   6. B   7. A

8. D   9. B   10. A   11. C   12. C   13. C   14. D

☞多项选择题

15. ACDE   16. ABCD   17. BCE   18. BCDE

19. CDE   20. ABC   21. ABCDE   22. ABCDE

23. ABCD   24. BCD

(李惠玲)

第二章　护理程序

(一) 单项选择题

1. 有关护理程序的概念描述,正确的是: （　）
   A. 是一种护理工作的分工类型
   B. 是一种护理工作的简化形式
   C. 是一种技术操作的程序
   D. 是一种全面实施整体护理的理论与实践模式
2. 在护理活动中,应以下列哪一项为中心: （　）
   A. 以完成的护理工作内容为中心　　B. 以医院管理的重点任务为中心
   C. 以维护医护人员的利益为中心　　D. 以护理的服务对象为中心
3. 护理程序的步骤为: （　）
   A. 评估、计划、实施　　　　　　　B. 评估、计划、实施、评价
   C. 评估、诊断、计划、实施、评价　　D. 评估、整理、诊断、计划、实施、评价
4. 属于主观方面的健康资料是: （　）
   A. 体温 39℃　　　　　　　　　　B. 胸闷、气短
   C. 呼吸急促　　　　　　　　　　　D. 口唇发绀
5. 属于客观方面的健康资料是: （　）
   A. 疼痛　　　　B. 愉快　　　　C. 水肿　　　　D. 乏力
6. 护理评估时,收集资料的内容不包括: （　）
   A. 病人的年龄、民族、职业　　　　B. 病人对疾病的认识和反应
   C. 家庭成员婚恋史　　　　　　　　D. 病人的生活方式
7. 关于护理诊断的描述方式,错误的是: （　）
   A. 问题＋症状＋原因　　　　　　　B. 问题＋原因
   C. 原因＋症状　　　　　　　　　　D. 问题(某些健康的护理诊断)
8. 确定护理诊断时应注意: （　）
   A. 护理诊断是关于病人疾病所引起的生理问题
   B. 一个疾病只有一项护理诊断
   C. 一项护理诊断针对一个护理问题
   D. 一项护理诊断说明一种病理改变

9. 护理诊断中"S"的含义是： （　　）
   A. 健康问题 　　　　　　　　 B. 诊断定义
   C. 相关因素 　　　　　　　　 D. 临床症状和体征

10. 护士在制定计划中列出"3天内病人自觉腹胀症状减轻"，这是： （　　）
   A. 护理诊断 　　 B. 护理措施 　　 C. 护理目标 　　 D. 护理评价

11. 短期护理目标的达标时间一般不超过： （　　）
   A. 2 天 　　　　 B. 3 天 　　　　 C. 4 天 　　　　 D. 7 天

12. 护理计划的内容不包括： （　　）
   A. 护理目标 　　　　　　　　 B. 治疗方案
   C. 护理措施 　　　　　　　　 D. 护理评价

(二) 多项选择题

13. 下列资料中属于主观资料的内容包括： （　　）
   A. 我的头很痛 　　　　　　　 B. 我身上有出血点
   C. 我入睡困难 　　　　　　　 D. 我不想吃饭
   E. 我感到恶心

14. 护理诊断的内容包括： （　　）
   A. 病人疾病的行为反应 　　　 B. 病人疾病的病理变化
   C. 病人生理、心理、社会等影响健康的问题
   D. 病人疾病潜在的病理过程 　 E. 护理对象生命过程的反应

15. 收集资料的方法包括： （　　）
   A. 询问病人 　　　　　　　　 B. 观察病情
   C. 阅读病案 　　　　　　　　 D. 询问家属
   E. 护理体检

16. 护理诊断与医疗诊断的区别是： （　　）
   A. 诊断依据不同 　　　　　　 B. 决策者不同
   C. 描述方式不同 　　　　　　 D. 描述问题的范畴不同
   E. 解决问题的手段不同

17. 护理诊断的特点是： （　　）
   A. 临床病情判断
   B. 在病中诊断始终不变
   C. 由护理人员和医疗人员共同制定
   D. 问题的范畴应在护理职责范围内
   E. 描述包括 P、E、S 三个结构要素

18. 护理诊断的三大要素是： （ ）
   A. 目标　　　　　　　　B. 问题　　　　　　　　C. 相关因素
   D. 措施　　　　　　　　E. 症状与体征

19. 王女士,68 岁,股骨颈骨折,人工股骨头置换术后需卧床两个月。病人可能出现的健康问题是： （ ）
   A. 有皮肤完整性受损的危险　　　B. 有体液不足的危险
   C. 有下肢血管栓塞的危险　　　　D. 有泌尿系结石的危险
   E. 有便秘的危险

20. 对疼痛病人的评估内容包括： （ ）
   A. 疼痛的表达方式　　　　　　　B. 以往疼痛处理的方式
   C. 病人的一般情况　　　　　　　D. 疼痛对身体功能的影响
   E. 疼痛对生活质量的影响

21. 护士为病人制定护理措施时需注意的主要问题有： （ ）
   A. 措施必须切实可行　　　　　　B. 措施应与医疗工作协调一致
   C. 措施应明确、具体、全面　　　D. 措施必须针对护理效果
   E. 措施应保证病人安全

22. 护理记录的主要内容包括： （ ）
   A. 病人的健康问题　　　　　　　B. 采取的护理措施
   C. 实施措施后病人和家属的反应　D. 实施措施后护士观察到的效果
   E. 实施健康教育的计划

习 题 答 案

☞单项选择题
   1. D　　2. D　　3. C　　4. B　　5. C　　6. C　　7. C
   8. C　　9. D　　10. C　　11. D　　12. B

☞多项选择题
   13. ACDE　　14. ACE　　15. ABCDE　　16. ABCDE
   17. DE　　18. BCE　　19. ACDE　　20. ABCDE
   21. ABCE　　22. ABCD

第三章 护理管理

(一) 单项选择题

1. 临床护理工作中,按其工作内容进行分工的工作模式是: （　　）
   A. 责任制护理   B. 功能制护理
   C. 个案护理   D. 小组护理
2. 护理质量能否得到保证主要依赖于: （　　）
   A. 护理工作模式   B. 护理管理者的理念
   C. 护士自身的素质   D. 护士的学历
3. 决定护理质量的关键因素是护理人员的: （　　）
   A. 工作态度和行为   B. 护理技术
   C. 经验   D. 学历
4. 护理技术管理的中心是: （　　）
   A. 护理质量   B. 病人   C. 护理技术   D. 护士
5. 护理技术管理的重点是: （　　）
   A. 提高护理质量   B. 提高技术整体功能
   C. 护士   D. 基础护理技术
6. 护理技术管理的先导是: （　　）
   A. 开展新业务、新技术   B. 基础护理技术
   C. 提高护理质量   D. 提高护理技术
7. 护理技术管理的目标是: （　　）
   A. 以病人为中心   B. 提高护理质量
   C. 提高基础护理技术   D. 开展新业务、新技术
8. 护理技术管理的前提是: （　　）
   A. 提高护理质量   B. 提高基础护理技术
   C. 提高技术整体功能   D. 提高服务质量
9. 继续护理学教育是: （　　）
   A. 终身性护理学教育   B. 护理学历教育
   C. 规范化专业培训   D. 护理知识培训
10. 下列哪项为护士再次注册的条件之一: （　　）

A. 取得护理专业培训结业证书

B. 具备一定的护理工作经验

C. 每年经过新理论、新知识培训

D. 每年修满继续教育规定学分

(二) 多项选择题

11. 护理质量管理的对象是：　　　　　　　　　　　　　　　(　　)

　　A. 护理人员　　　　　B. 经济与财务　　　C. 时间

　　D. 信息　　　　　　E. 病人

12. 护理安全的相关因素是：　　　　　　　　　　　　　　(　　)

　　A. 人员素质因素　　　B. 技术因素　　　　C. 管理因素

　　D. 环境因素　　　　　E. 病人因素

13. 急救物品管理质量标准包括：　　　　　　　　　　　　(　　)

　　A. 定人管理　　　　　B. 定点放置　　　　C. 定时核对

　　D. 定时领取　　　　　E. 定量供应无菌物品

14. 护理信息包括：　　　　　　　　　　　　　　　　　　(　　)

　　A. 护理业务信息　　　B. 护理管理信息　　C. 护理情报

　　D. 护理期刊　　　　　E. 护理书籍

15. 护理管理信息包括：　　　　　　　　　　　　　　　　(　　)

　　A. 护理教学、科研　　B. 护理业务、技术　C. 护理人员编制

　　D. 护理决策　　　　　E. 护理经费

16. 护理咨询信息主要包括：　　　　　　　　　　　　　　(　　)

　　A. 护理决策信息　　　B. 护理情报　　　　C. 护理设备信息

　　D. 护理期刊　　　　　E. 护理书籍

习 题 答 案

☞单项选择题

1. B　　2. C　　3. A　　4. B　　5. D　　6. A　　7. B

8. C　　9. A　　10. D

☞多项选择题

11. ABCD　　12. ABCDE　　13. ABCE　　14. ABCDE

15. ABCDE　　16. BDE

第四章　护理心理学基础

（一）单项选择题

1. 护理心理学研究的是： 　　　　　　　　　　　　　　（　　）

   A. 护理情境与个体相互作用的规律

   B. 普遍的社会生活条件下个体心理活动发生、发展及其变化的规律

   C. 护理情境下个体心理活动发生、发展及其变化的规律

   D. 医院环境中个体心理活动发生、发展及其变化的规律

2. 下列哪项不属于个性化心理护理的特点： 　　　　　　（　　）

   A. 目标明确　　　　　　　B. 针对性强

   C. 规律性强　　　　　　　D. 特异性强

3. 关于无意识心理护理，正确的是： 　　　　　　　　　（　　）

   A. 产生于护士护理病人的特定时候

   B. 护士有意识地实现对病人的心理调节、支持

   C. 提前干预病人的共性心理问题

   D. 护士的一切言谈举止和护理活动都可以产生心理护理的效果

4. 关于心境的描述，正确的是： 　　　　　　　　　　　（　　）

   A. 是微弱而持久的情绪状态

   B. 是一种持久和强烈的情绪状态

   C. 是针对某一事件的特定体验

   D. 由一种出人意料的紧急情况所引起

5. 病人角色淡化是指： 　　　　　　　　　　　　　　　（　　）

   A. 利用病人角色的特征，获取某些切身利益

   B. 隐瞒疾病，不愿承担疾病所造成的后果

   C. 过分依赖医护人员帮助

   D. 对自身疾病的严重程度过于忽略

6. 下列哪项不会影响护士职业角色化的过程： 　　　　　（　　）

   A. 社会文化　　　　　　　B. 职业教育

   C. 角色行为自我调控　　　D. 年龄

7. 下列不属于情境性心理失调的是：　　　　　　　　　　　（　　）

    A. 对疾病认知反应高敏型

    B. 面对诊疗的不信任

    C. 对身体残缺的防卫反应

    D. 久病不愈的消极反应

8. 应激对身心健康的影响，正确的是：　　　　　　　　　　（　　）

    A. 应激对身心健康有害

    B. 应激对健康的影响与持续时间无关

    C. 不同应激原可造成不同的身心伤害

    D. 适度的应激对健康有益

9. 以下几类对负性情绪的描述，错误的是：　　　　　　　　（　　）

    A. 焦虑是一种对即将来临的情况产生的情绪反应

    B. 恐惧是一种较高强度的负性情绪反应

    C. 愤怒是人们面对危险情境或对预期将要受到的伤害产生的负性情绪

    D. 抑郁是一种情绪低落状态

(二) 多项选择题

10. 心理护理的基本要素是：　　　　　　　　　　　　　　（　　）

    A. 心理学理论　　　　B. 心理学技术　　　　C. 心理问题

    D. 护士　　　　　　　E. 病人家属

11. 心理护理的主要形式是：　　　　　　　　　　　　　　（　　）

    A. 有意识心理护理　　B. 无意识心理护理　　C. 共性化心理护理

    D. 特殊心理护理　　　E. 个性化心理护理

12. 下列关于心理护理的描述，正确的是：　　　　　　　　　（　　）

    A. 心理护理贯穿于护理的全过程

    B. 心理护理是通过护士的理论和技术来达到影响病人的生理、社会等各
       方面的目的

    C. 心理护理需要护士掌握心理学理论和技术

    D. 护士通过心理护理，积极地改变病人的心理状态

    E. 病人在手术前后、新入院等特殊情况下才需要护士的心理护理

13. 情绪和情感的功能有：　　　　　　　　　　　　　　　（　　）

    A. 适应作用　　　　　　　　　B. 传递信息

    C. 激励人的行为　　　　　　　D. 协调、组织人的心理活动

    E. 改变人的心理活动

14. 病人角色的基本特征是：   （   ）
    A. 社会角色强化   B. 自制能力减弱
    C. 增强的求助愿望   D. 强烈的康复动机
    E. 人际合作愿望加强
15. 病人角色模式的主要类型有：   （   ）
    A. 病人角色忽略   B. 病人角色牵强
    C. 病人角色强化   D. 病人角色淡化
    E. 病人角色隐瞒
16. 下列哪些是病人常见的负性情绪状态：   （   ）
    A. 焦虑   B. 抑郁   C. 愤怒
    D. 恐惧   E. 失望
17. 病人需要的共性化特点有：   （   ）
    A. 不可预测性   B. 错综复杂性   C. 稳定性
    D. 被动性   E. 不可操作性
18. 下列哪些是病人需要的内容：   （   ）
    A. 安全需要   B. 健康需要   C. 适应需要
    D. 尊重需要   E. 信息需要
19. 影响应激反应的因素有：   （   ）
    A. 应激原的类型   B. 应激原的强度   C. 应激原持续的时间
    D. 生理因素   E. 个体因素

习 题 答 案

☞单项选择题
    1. C   2. C   3. D   4. A   5. D   6. D   7. B
    8. D   9. C
☞多项选择题
    10. ABCD   11. ABCE   12. ACD   13. ABCDE   14. BCDE
    15. BCDE   16. ABCD   17. AB   18. ABCDE   19. BCDE

第五章　护理伦理学基础

（一）单项选择题

1. 伦理是道德现象的： （　　）
   - A. 进步化和理论化
   - B. 进步化和系统化
   - C. 理论化和实践化
   - D. 系统化和理论化

2. 护理伦理学主要研究： （　　）
   - A. 护理职业道德
   - B. 护理职业技术
   - C. 护理行为准则
   - D. 护理规范

3. 不伤害原则是指： （　　）
   - A. 不使病人身体受到伤害
   - B. 不使病人心理受到伤害
   - C. 不使病人身体、心理受到伤害
   - D. 不使病人权益受到伤害

4. 道德自律与道德他律的正确关系是： （　　）
   - A. 道德自律是条件
   - B. 道德他律是基础
   - C. 两者之间的关系是统一的
   - D. 两者之间没有联系

5. 道德是由以下哪项因素决定的： （　　）
   - A. 文化基础
   - B. 物质基础
   - C. 经济基础
   - D. 环境因素

6. 处理护理纠纷时应做到： （　　）
   - A. 实事求是
   - B. 以病人利益为中心
   - C. 以护士利益为中心
   - D. 以医院利益为中心

7. 病人自主性是指： （　　）
   - A. 病人合乎理性的决定和行动
   - B. 病人在治疗上的自我决定
   - C. 病人在护理上的自我决定
   - D. 病人住院期间可以随意外出

（二）多项选择题

8. 公正原则要求护士做到：　　　　　　　　　　　　　　（　　）
   A. 公正分配卫生资源　　　　B. 态度上公正地对待病人
   C. 处理护理纠纷实事求是　　D. 处理护理纠纷立场公正
   E. 公正分配护理时间

9. 护理实践中的广义的有利原则应包括：　　　　　　　　　（　　）
   A. 对病人有利　　　　　　　B. 对人类健康有利
   C. 对护理人员有利　　　　　D. 对护理事业发展有利
   E. 对护理科学发展有利

10. 护士职业道德权利的内容包括：　　　　　　　　　　　　（　　）
    A. 有要求设定护理最高标准的权利
    B. 有要求合理待遇的权利
    C. 有要求被保护安全执行业务的权利
    D. 有要求参与工作条件决策的权利
    E. 有要求专业被尊重的权利

11. 护士为病人保守秘密的内容有：　　　　　　　　　　　　（　　）
    A. 病人的诊断名称
    B. 病人的经济状况
    C. 病人的治疗方法
    D. 病人不愿向外泄露的问题
    E. 病人的各种特殊检查和化验报告

12. 护士应对病人保守的秘密有：　　　　　　　　　　　　　（　　）
    A. 病人的不良诊断
    B. 发生在其他病人身上的医疗护理差错事故
    C. 病人的治疗方法
    D. 病人的辅助检查结果
    E. 医务人员的隐私

13. 我国医疗护理中,病人的基本权利包括：　　　　　　　　（　　）
    A. 平等医疗权利　　　　　　B. 疾病认知权
    C. 要求保守隐私权　　　　　D. 知情同意权
    E. 要求赔偿权

习 题 答 案

☞单项选择题

1. D   2. A   3. C   4. C   5. C   6. A   7. A

☞多项选择题

8. ABCD   9. ABDE   10. ABCDE   11. ABCDE   12. ABE

13. ABCDE

第六章　健康教育

（一）单项选择题

1. 病人教育对象是指：　　　　　　　　　　　　　　　　　　　　（　　）
   A. 病人家属　　　　　　　　　B. 住院病人
   C. 出院病人　　　　　　　　　D. 病人及其家属

2. 下列哪项不是评价生活质量的维度：　　　　　　　　　　　　　（　　）
   A. 经济状态　　　　　　　　　B. 躯体状态
   C. 社会状态　　　　　　　　　D. 心理状态

3. 健康相关行为是指：　　　　　　　　　　　　　　　　　　　　（　　）
   A. 危害健康行为
   B. 心理保健行为
   C. 促进健康行为和危害健康行为
   D. 定期体格检查

4. 日常生活中不属于促进健康的行为是：　　　　　　　　　　　　（　　）
   A. 求医行为　　　　　　　　　B. 病人角色行为
   C. 不断增加营养　　　　　　　D. 戒除不良嗜好

5. 病人教育程序应注重：　　　　　　　　　　　　　　　　　　　（　　）
   A. 解决病人对健康问题的反应
   B. 调动并激励病人参与促进康复的护理过程
   C. 按护理程序的五个步骤进行
   D. 科学的思维方法和工作方法

6. 下列哪项不是病人教学原则：　　　　　　　　　　　　　　　　（　　）
   A. 实用原则　　　　　　　　　B. 定时教育原则
   C. 因人施教原则　　　　　　　D. 目标实现原则

（二）多项选择题

7. 影响健康的主要因素为：　　　　　　　　　　　　　　　　　　（　　）
   A. 生物因素　　　　　B. 生活方式　　　　　C. 环境因素
   D. 医疗保健　　　　　E. 教育程度

8. 健康教育的目的是：   （   ）
   A. 传授卫生知识   B. 预防疾病   C. 改变不健康行为
   D. 提高生活质量   E. 促进健康

9. 健康促进的目的是：   （   ）
   A. 改变不健康行为   B. 传授卫生知识
   C. 创造良好的社会环境   D. 改进预防性服务
   E. 创造良好的自然环境

10. 健康促进是干预对人体健康有害的：   （   ）
    A. 心理状态   B. 生活方式   C. 群体行为
    D. 生活环境   E. 生活行为

11. 日常生活中，人们应重点建立的日常健康行为有：   （   ）
    A. 合理的营养   B. 积极锻炼   C. 平衡膳食
    D. 适量睡眠   E. 避免有害环境的行为

12. 评价病人健康教育学习效果的内容包括：   （   ）
    A. 教育质量评价   B. 教学方法评价   C. 学习需要评价
    D. 知识行为评价   E. 计划目标评价

13. 对病人进行自理能力训练时应注意：   （   ）
    A. 自理能力训练必须在疾病恢复期实施
    B. 各项训练必须有医生的医嘱
    C. 在医院内进行训练
    D. 病人出院后由家属制定训练计划
    E. 有些自理能力训练需要长期进行

14. 对病人进行自理能力训练的主要内容有：   （   ）
    A. 洗脸动作训练   B. 进食动作训练   C. 更衣动作训练
    D. 洗澡动作训练   E. 排便训练

习 题 答 案

☞单项选择题
   1. D   2. A   3. C   4. C   5. B   6. B
☞多项选择题
   7. ABCD   8. BCDE   9. ACDE   10. BDE   11. ABCD
   12. ABCDE   13. ABE   14. ABCDE

第七章　交流与沟通

（一）单项选择题

1. 护患关系不包括：　　　　　　　　　　　　　　　　　（　　）
   A. 工作关系　　　　　　　　B. 信任关系
   C. 上下级关系　　　　　　　D. 治疗关系

2. 非语言行为不包括：　　　　　　　　　　　　　　　　（　　）
   A. 介绍　　　　　　　　　　B. 倾听
   C. 微笑　　　　　　　　　　D. 抚摸

3. 护患沟通中对建立良好第一印象至关重要的是：　　　（　　）
   A. 自我介绍　　　　　　　　B. 注意外在形象
   C. 记住病人姓名　　　　　　D. 介绍护理单元

4. 在倾听病人说话时，不妥的行为是：　　　　　　　　（　　）
   A. 全神贯注地听　　　　　　B. 及时评论病人所谈内容
   C. 保持目光接触　　　　　　D. 适宜的距离

5. 以下哪种沟通技巧的运用可使对方有较多的控制权：（　　）
   A. 沉默　　　　　　　　　　B. 核实所听内容
   C. 开放式提问　　　　　　　D. 封闭式提问

6. 护患交谈中护士的语言应除外：　　　　　　　　　　（　　）
   A. 运用医学术语　　　　　　B. 通俗
   C. 简明　　　　　　　　　　D. 易懂

7. 护士与病人交流中最重要的技巧是：　　　　　　　　（　　）
   A. 核实所听内容　　　　　　B. 沉默
   C. 同情　　　　　　　　　　D. 用心倾听

8. 下列哪项不是护患沟通的主要目的：　　　　　　　　（　　）
   A. 收集资料　　　　　　　　B. 积累科研资料
   C. 治疗或辅助治疗　　　　　D. 建立和改善护患关系

9. 护理人员在给病人做口腔护理时，宜采取下列哪种距离：（　　）
   A. 亲密的距离　　　　　　　B. 个人的距离
   C. 社会的距离　　　　　　　D. 公众的距离

(二) 多项选择题

10. 非语言沟通的形式包括: （　　）
    A. 体语　　　　　　　B. 触摸　　　　　　　C. 空间效应
    D. 类语言　　　　　　E. 物理和环境因素

11. 影响护患沟通的因素有: （　　）
    A. 控制　　　　　　　B. 信任　　　　　　　C. 确认
    D. 移情　　　　　　　E. 倾听

12. 非语言沟通可以发挥的作用是: （　　）
    A. 调节互动　　　　　B. 移情　　　　　　　C. 维持相互关系
    D. 收集资料　　　　　E. 维持自我形象

13. 倾听对方谈话应注意: （　　）
    A. 全神贯注地听　　　　　　　B. 集中精力地听
    C. 及时评论对方所谈内容　　　D. 保持适当距离
    E. 双方位置平持,身体稍向病人前倾

14. 属于非语言性行为的是: （　　）
    A. 滔滔不绝的倾诉　　　　　　B. 沉默
    C. 真诚的微笑　　　　　　　　D. 亲切的抚摸
    E. 全神贯注的倾听

15. 护士在与病人交谈中,提问应注意: （　　）
    A. 问题说得简单而清楚　　　　B. 不问对方难回答的问题
    C. 语言要通俗易懂　　　　　　D. 一次问两个问题
    E. 在安静的环境下提问

16. 护患交谈中恰当的反应技巧包括: （　　）
    A. 复述　　　　　　　　　　　B. 澄清
    C. 沉默　　　　　　　　　　　D. 移情
    E. 发挥非语言行为的辅助作用

习 题 答 案

☞单项选择题
1. C　　2. A　　3. B　　4. B　　5. C　　6. A　　7. D
8. B　　9. A

多项选择题

10. ABCDE   11. ABCDE   12. ACE   13. ABDE

14. BCDE   15. ABCE   16. ABCDE

第八章 护理与营养

(一) 单项选择题

1. 下列属于基本膳食的是： （   ）
   A. 混合奶　　　B. 半流质　　　C. 匀浆膳　　　D. 低蛋白膳食
2. 人体必需氨基酸不包括： （   ）
   A. 精氨酸　　　B. 亮氨酸　　　C. 蛋氨酸　　　D. 色氨酸
3. 正氮平衡是指： （   ）
   A. 摄入氮＝排出氮　　　　　　B. 摄入氮＞排出氮
   C. 摄入氮＜排出氮　　　　　　D. 摄入氮≥排出氮
4. 下列哪项是人体必需脂肪酸： （   ）
   A. 赖氨酸　　　B. 亮氨酸　　　C. 蛋氨酸　　　D. 亚油酸
5. 以下营养素中哪种为使用最多、价格最便宜的供能物质： （   ）
   A. 蛋白质　　　B. 脂肪　　　C. 水　　　D. 糖
6. 下列哪项因素可以促进人体对钙的吸收： （   ）
   A. 膳食中植酸　　　　　　　　B. 膳食中未吸收的脂肪酸
   C. 肠腔 pH 值降低　　　　　　D. 肠腔 pH 值升高
7. 何种元素具有与铁互相干扰吸收的作用： （   ）
   A. 锌　　　B. 钙　　　C. 磷　　　D. 镁
8. 下列哪项食物不富含维生素 A： （   ）
   A. 动物肝脏　　　B. 全奶　　　C. 豆类　　　D. 水果
9. 特殊治疗膳食不包括： （   ）
   A. 糖尿病膳食　　　　　　　　B. 低脂肪膳食
   C. 溃疡病膳食　　　　　　　　D. 血液病膳食
10. 特配膳食不包含： （   ）
    A. 老年膳食　　　　　　　　　B. 肝脏病膳食
    C. 儿科膳食　　　　　　　　　D. 药膳
11. 低蛋白膳食病人每天蛋白质摄入量为： （   ）
    A. <1.5 g/kg　　　　　　　B. <1.2 g/kg
    C. <1.0 g/kg　　　　　　　D. <0.5 g/kg

12. 低盐饮食每天供盐量为：　　　　　　　　　　　　　　（　　）
    A. 2～3 g   B. 3～4 g
    C. 1～2 g   D. 1.5 g

13. 低钠饮食每日供钠量为：　　　　　　　　　　　　　　（　　）
    A. <100 mg   B. <200 mg
    C. <300 mg   D. <500 mg

14. 低嘌呤膳食禁用：　　　　　　　　　　　　　　　　　（　　）
    A. 蔬菜、水果   B. 动物内脏
    C. 精制米面   D. 坚果

(二) 多项选择题

15. 人体营养状况评价指标包含：　　　　　　　　　　　　（　　）
    A. 体重指数   B. 体重
    C. 肌肝升高指数   D. 蛋白质质量指标
    E. 免疫指标

16. 适用肠外营养的病人有：　　　　　　　　　　　　　　（　　）
    A. 肠瘘   B. 严重感染   C. 昏迷
    D. 严重营养不良 E. 大剂量化疗

17. 低脂肪膳食时应适当补充：　　　　　　　　　　　　　（　　）
    A. 必需氨基酸   B. 必需脂肪酸   C. 脂溶性维生素
    D. 蛋白质   E. 油煎食品

18. 富含维生素 D 的食物有：　　　　　　　　　　　　　（　　）
    A. 海水鱼   B. 蛋黄   C. 鱼肝油
    D. 植物油   E. 豆类

19. 下列哪些物质可以提高人体对铁的吸收：　　　　　　　（　　）
    A. 维生素 D   B. 维生素 C   C. 维生素 B_2
    D. 肉鱼禽因子   E. 维生素 A

20. 功能性食品对人体的作用有：　　　　　　　　　　　　（　　）
    A. 营养作用   B. 调节作用   C. 改善健康状况
    D. 促进生长发育 E. 降低疾病危险性

21. 必需脂肪酸是指：　　　　　　　　　　　　　　　　　（　　）
    A. 人体不可缺少 B. 自身不能合成   C. 通过食物供给
    D. 多不饱和脂肪酸 E. 饱和脂肪酸

22. 决定人体能量需要量的因素包含： （　　）
   A. 基础代谢　　　　　　　　B. 劳动活动
   C. 食物特殊动力作用　　　　D. 生长发育
   E. 排泄损失

习　题　答　案

☞单项选择题
   1. B　　2. A　　3. B　　4. D　　5. D　　6. C　　7. A
   8. C　　9. B　　10. B　　11. D　　12. A　　13. D　　14. B
☞多项选择题
   15. ABCDE　　16. ABDE　　17. BC　　18. ABC
   19. BCD　　20. ABCE　　21. ABCD　　22. ABCDE

第九章 护理与法

(一) 单项选择题

1. 下列哪种情况不得获得《护士执业证书》：   (   )

   A. 取得普通中等卫校护理专业毕业文凭

   B. 取得国外或者港、澳、台地区护士学校护理专业毕业文凭

   C. 取得护理专业培训结业证书

   D. 省卫生行政部门规定的护理人员

2. 持有《护士执业证书》的护理人员在进行执业前必须经过：   (   )

   A. 专业培训   B. 临床实践 3 个月以上

   C. 注册   D. 积累一定的护理经验

3. 护士执业活动中必须遵循的规则不包括：   (   )

   A. 保护隐私   B. 健康促进

   C. 紧急救治   D. 告知病人病情

4. 法律上的护士不必须具备的条件是：   (   )

   A. 护理专业技术人员

   B. 经过考试,取得《护士执业证书》的护士

   C. 从事临床生活护理工作的护理员

   D. 被医疗机构聘用并已完成注册的护士

(二) 多项选择题

5. 执业护士必须具备的条件为：   (   )

   A. 取得护理专业技术文凭   B. 取得护士执业证书

   C. 取得护理专业培训结业证书   D. 被医疗机构聘用并注册

   E. 具备一定的护理工作经验

6. 没有经过护士执业注册,但在执业护士指导下能够从事特定护理活动的人员是指：   (   )

   A. 从事临床生活护理的护理员   B. 乡镇卫生院的护理人员

   C. 民办医疗机构聘用的护理人员   D. 进行专业学习的护理专业在校生

   E. 连续中断注册两次,申请再次执业而进行临床实践的护理人员

7. 通过执业考试并取得《护士执业证书》，但仍不能予以注册的情况有：

（   ）

    A. 不在护理工作岗位　　　　　　B. 注册审核不合格

    C. 在服刑期间　　　　　　　　　D. 有不正当职业行为

    E. 身体健康状况不适应护士业务

8. 持有《护士执业证书》的护士出现下列哪些情况时不得予以注册：（   ）

    A. 矫正视力低于 0.8　　　　　　B. 听力低于 2 m

    C. 传染病隔离期间　　　　　　　D. 精神分裂症

    E. 在服刑期间

习　题　答　案

☞单项选择题

  1. C　　2. C　　3. D　　4. C

☞多项选择题

  5. ABD　　6. ADE　　7. ABCDE　　8. BCDE

（童淑萍）

基本知识

第一章　医学基础知识

第一节　解剖学

（一）单项选择题

1. 有关骨髓的描述,错误的是：　　　　　　　　　　　　（　　）
    A. 充填于骨髓腔和骨松质间隙内的软组织
    B. 分红骨髓和黄骨髓两种
    C. 红骨髓有造血功能
    D. 大量失血时红骨髓可以转化为黄骨髓
2. 沿胸骨外侧缘所作的垂线称为：　　　　　　　　　　　（　　）
    A. 胸骨旁线　　　　　　　　　B. 胸骨线
    C. 前正中线　　　　　　　　　D. 锁骨中线
3. 肩胛线是通过下列哪一结构所作的垂线：　　　　　　　（　　）
    A. 肩胛骨外侧角　　　　　　　B. 肩胛骨内侧角
    C. 肩胛骨下角　　　　　　　　D. 肩峰
4. 阑尾位于：　　　　　　　　　　　　　　　　　　　　（　　）
    A. 左腹股沟区　　　　　　　　B. 右腹股沟区
    C. 左外侧区　　　　　　　　　D. 右外侧区
5. 食管的第三狭窄距切牙的距离约为：　　　　　　　　　（　　）
    A. 15 cm　　　　　　　　　　B. 25 cm
    C. 40 cm　　　　　　　　　　D. 60 cm
6. 第V对脑神经是：　　　　　　　　　　　　　　　　　（　　）
    A. 三叉神经　　　　　　　　　B. 面神经
    C. 舌咽神经　　　　　　　　　D. 迷走神经
7. 脊神经共有多少对：　　　　　　　　　　　　　　　　（　　）
    A. 7 对　　　　　B. 8 对　　　　C. 12 对　　　　D. 31 对

8. 心尖的体表投影位于：　　　　　　　　　　　　　　　　（　　）
 A. 左侧第五肋间隙锁骨中线内侧 1～2 cm 处
 B. 左侧第五肋间隙锁骨中线外侧 1～2 cm 处
 C. 左侧第四肋间隙锁骨中线内侧 1～2 cm 处
 D. 左侧第四肋间隙锁骨中线外侧 1～2 cm 处

9. 女性腹膜腔的最低部位是：　　　　　　　　　　　　　　（　　）
 A. 网膜囊　　　　　　　　　　B. 膀胱子宫陷凹
 C. 直肠子宫陷凹　　　　　　　D. 肝肾隐窝

10. 对女性尿道的描述,错误的是：　　　　　　　　　　　　（　　）
 A. 窄　　　　　　　　B. 短　　　　　　　　C. 直
 D. 后方紧临肛门,且易发生逆行性尿路感染

11. 病人头面部大出血时,急救止血应压迫的动脉是：　　　　（　　）
 A. 面动脉　　　　　　　　　　B. 颈总动脉
 C. 颈内动脉　　　　　　　　　D. 颈外动脉

(二) 多项选择题

12. 正常成人含有肝脏的腹部分区有：　　　　　　　　　　　（　　）
 A. 右季肋区　　　　　　B. 左季肋区　　　　　C. 腹上区
 D. 右外侧区　　　　　　E. 脐区

13. 右季肋区内包括：　　　　　　　　　　　　　　　　　　（　　）
 A. 肝　　　　　　　　　B. 胆囊　　　　　　　C. 结肠
 D. 肾　　　　　　　　　E. 输尿管

14. 参与呼吸的肌肉有：　　　　　　　　　　　　　　　　　（　　）
 A. 肋间内肌　　　　　　B. 肋间外肌　　　　　C. 膈肌
 D. 腹壁肌肉　　　　　　E. 胸大肌

15. 对食管的正确描述是：　　　　　　　　　　　　　　　　（　　）
 A. 第一狭窄位于食管的起始处,距切牙约 15 cm
 B. 第二狭窄位于食管与左主支气管交叉处,距切牙约 25 cm
 C. 第二狭窄常为异物滞留和食管癌的好发部位
 D. 第三狭窄位于食管穿膈的食管裂孔处
 E. 食管插管时要注意食管的三个狭窄

16. 对腰椎穿刺的正确描述是：　　　　　　　　　　　　　　（　　）
 A. 可以在第 3、4 腰椎之间进行
 B. 可以在第 4、5 腰椎之间进行

C. 可以在第 1、2 或 2、3 腰椎之间进行

D. 避免损伤脊髓

E. 腰椎穿刺术可用于检查脑脊液性质

17. 椎骨的组成包括： （　　）

    A. 椎孔   B. 椎体   C. 椎弓

    D. 横突   E. 棘突

18. 围成膀胱三角的结构是： （　　）

    A. 膀胱尖   B. 尿道内口   C. 尿道外口

    D. 左输尿管口   E. 右输尿管口

19. 肝门静脉系与上、下腔静脉的吻合主要有：（　　）

    A. 食管静脉丛   B. 脐周静脉网   C. 翼静脉丛

    D. 膀胱静脉丛   E. 直肠静脉丛

20. 当肝硬化肝门静脉回流受阻时,病人可能会出现： （　　）

    A. 呕血   B. 便血   C. 脾肿大

    D. 腹水   E. 胃底、直肠黏膜和脐周静脉曲张

21. 鼻旁窦包括： （　　）

    A. 静脉窦   B. 上颌窦   C. 额窦

    D. 筛窦   E. 蝶窦

22. 对婴幼儿咽鼓管的正确描述是： （　　）

    A. 比成人咽鼓管短

    B. 比成人咽鼓管平

    C. 比成人咽鼓管直

    D. 比成人管腔大

    E. 炎症容易经咽鼓管蔓延到鼓室,引起化脓性中耳炎

23. 对面部三角区的正确描述是： （　　）

    A. 指鼻根到两侧口角之间的部分

    B. 该区内静脉无静脉瓣

    C. 该区的静脉可借其他静脉与颅内海绵窦相通

    D. 挤压该区内疖肿均可引起颅内感染

    E. 该区的疖肿不能挤压

习 题 答 案

☞单项选择题

1. D   2. B   3. C   4. B   5. C   6. A   7. D

8. A   9. C   10. A   11. B

☞多项选择题

12. ABC   13. ABCD   14. ABCDE   15. ABCDE

16. ABDE   17. BC   18. BDE   19. ABE

20. ABCDE   21. BCDE   22. ABCE   23. ABCE

第二节　生理与病理学

(一) 单项选择题

1. 将加有抗凝剂的血液离心沉淀后,上段淡黄色的液体是: （　　）

　　A. 血浆　　　　　　B. 血清　　　　　C. 血细胞　　　　D. 血小板

2. 对血浆渗透压的错误描述是: （　　）

　　A. 是血浆中溶质颗粒吸水力量的总和

　　B. 当细胞外液晶体渗透压升高时可能造成细胞脱水

　　C. 胶体渗透压对维持血管内外水平衡及正常血容量起重要作用

　　D. 和溶质颗粒的大小成正比

3. 当给病人大量输液时应该输入: （　　）

　　A. 等渗溶液　　　　　　　　　B. 低渗溶液

　　C. 高渗溶液　　　　　　　　　D. 等渗或低渗溶液

4. 下列对血量的错误描述是: （　　）

　　A. 成人每公斤体重大约有 70 ml 的血液

　　B. 血量包括循环血量和贮存血量

　　C. 安静时绝大部分血液在心血管中流动

　　D. 与贮存血量相比循环血量的红细胞比容较高

5. 红细胞膜上含有 A 抗原者其血型为: （　　）

　　A. A 型　　　　　　　　　　　B. B 型

　　C. A 型或 AB 型　　　　　　　D. B 型或 AB 型

6. 心脏的正常起搏点位于: （　　）

　　A. 窦房结　　　　　　　　　　B. 房室结

　　C. 房室交界　　　　　　　　　D. 心房肌

7. 对血压的错误描述是: （　　）

　　A. 血压是指血管内的血液对单位面积血管壁的侧压力

　　B. 血压的单位常用 mmHg 或 kPa 来表示

　　C. 1 mmHg＝0.133 kPa

　　D. 血管内只要有血液,血压就不会为零

8. 造成胸膜腔负压的主要因素是: （　　）

　　A. 肺的回缩力　　　　　　　　B. 呼吸运动

　　C. 大气压　　　　　　　　　　D. 呼吸肌的收缩

9. 胃酸的主要成分是：　　　　　　　　　　　　　　　　　　　　　（　　）

    A. 盐酸　　　　　B. 醋酸　　　　　C. 碳酸氢盐　　　D. 胃蛋白酶

10. 胆汁中起主要作用的成分是：　　　　　　　　　　　　　　　　　（　　）

    A. 胆固醇　　　　B. 胆色素　　　　C. 胆盐　　　　　D. 其他无机物

11. 人体在运动时产热的最主要器官是：　　　　　　　　　　　　　　（　　）

    A. 脑　　　　　　B. 肝　　　　　　C. 心脏　　　　　D. 骨骼肌

12. 属于渗透性利尿的是：　　　　　　　　　　　　　　　　　　　　（　　）

    A. 大量饮水　　　　　　　　　　B. 大量滴注等渗溶液

    C. 用甘露醇脱水　　　　　　　　D. 输血

13. 脊髓休克的表现不包括：　　　　　　　　　　　　　　　　　　　（　　）

    A. 骨骼肌的紧张性降低或丧失　　B. 外周血管扩张,血压下降

    C. 出汗增多　　　　　　　　　　D. 直肠和膀胱中粪尿潴留

14. 血栓形成的条件不包括：　　　　　　　　　　　　　　　　　　　（　　）

    A. 心血管内膜损伤　　　　　　　B. 血流状态的改变

    C. 血液凝固性增高　　　　　　　D. 循环血量急剧升高

15. 具有癌变倾向,但不一定都会转变为癌的良性病变属于：　　　　（　　）

    A. 原位癌　　　　　　　　　　　B. 癌前病变

    C. 不典型增生　　　　　　　　　D. 异型增生

16. 人与环境间的气体交换称为：　　　　　　　　　　　　　　　　（　　）

    A. 外呼吸　　　　B. 呼吸　　　　　C. 肺通气　　　　D. 肺换气

(二) 多项选择题

17. 有关血型的正确描述是：　　　　　　　　　　　　　　　　　　（　　）

    A. 某人的红细胞膜上既含有 A 抗原又含有 B 抗原,其血型肯定是 AB 型

    B. 当同型血液相输时可以不做交叉配血试验

    C. 在我国绝大多数人的 Rh 血型是阳性

    D. 在我国某些少数民族中,Rh 阴性的比例可超过 20%

    E. 在 Rh 阴性的血液中均含有抗 Rh 的抗体,因此不能输入 Rh 阳性血液

18. 影响动脉血压的因素有：　　　　　　　　　　　　　　　　　　（　　）

    A. 每搏输出量　　　　B. 心率　　　　　　C. 外周阻力

    D. 大动脉管壁的弹性　　E. 循环血量和血管容量的比例

19. 胃液的主要成分包括：　　　　　　　　　　　　　　　　　　　（　　）

    A. 盐酸　　　　　　　B. 胃蛋白酶原　　　C. 黏液

    D. 碳酸氢盐　　　　　E. 内因子

20. 胃酸的作用包括：   （　　）

    A. 激活胃蛋白酶原转变为有活性的胃蛋白酶

    B. 提供胃蛋白酶分解蛋白质所需的酸性环境

    C. 促使食物中的蛋白质变性

    D. 与十二指肠黏膜接触后可引起某些激素的释放

    E. 进入十二指肠后有利于小肠对 Fe^{2+} 和 Ca^{2+} 的吸收

21. 小肠是吸收的主要部位,其原因有：   （　　）

    A. 小肠吸收面积大

    B. 小肠内的物质大多是可溶性的小分子物质,适于吸收

    C. 小肠内有大量的细菌协助吸收

    D. 食物在小肠内停留的时间长,有充分的吸收时间

    E. 小肠绒毛上的平滑肌纤维、毛细血管和毛细淋巴管均有助于吸收

22. 胆汁中含有的成分有：   （　　）

    A. 蛋白酶　　　　　B. 脂肪酶　　　　　C. 胆盐

    D. 胆固醇　　　　　E. 胆色素

23. 皮肤的散热方式有：   （　　）

    A. 传导散热　　　　B. 对流散热　　　　C. 辐射散热

    D. 行为调节散热　　E. 蒸发散热

24. 大失血时表现为：   （　　）

    A. 尿量减少　　　　　　　　B. 循环血量减少

    C. 释放 ADH 减少　　　　　D. 远曲小管对水的重吸收减少

    E. 血压降低

25. 对近视眼的正确描述是：   （　　）

    A. 眼的折光能力减弱　　　　B. 物像落在视网膜的前方

    C. 可戴凸透镜进行矫正　　　D. 可戴凹透镜进行矫正

    E. 眼球前后径太短

26. 关于牵涉性痛的正确描述是：   （　　）

    A. 牵涉性痛是指某些内脏疾病往往引起体表特定部位发生疼痛或痛觉过敏的现象

    B. 心肌缺血或梗死时可有心前区、左肩和左上臂尺侧疼痛

    C. 胆囊病变时可有肩胛部疼痛

    D. 胃溃疡时可有上腹部疼痛

    E. 阑尾炎早期可有脐周或上腹部的疼痛

27. 血栓的结局有： （　　）
　　A. 软化、溶解、吸收　　　　　　B. 脱落成为栓子
　　C. 机化、再通　　　　　　　　　D. 钙化
　　E. 癌变
28. 常见的炎症类型有： （　　）
　　A. 浆液性炎　　　　　　　　　　B. 纤维素性炎
　　C. 化脓性炎　　　　　　　　　　D. 出血性炎
　　E. 肉芽肿性炎

习 题 答 案

☞单项选择题
　　1. A　　2. D　　3. A　　4. D　　5. C　　6. A　　7. D　　8. A
　　9. A　　10. C　　11. D　　12. C　　13. C　　14. D　　15. B　　16. B
☞多项选择题
　　17. AC　　18. ABCDE　　19. ABCDE　　20. ABCDE
　　21. ABDE　　22. CDE　　23. ABCE　　24. ABE
　　25. BD　　26. ABCDE　　27. ABCD　　28. ABCDE

第三节 病原生物与免疫学

（一）单项选择题

1. 不属于原核细胞型的微生物是： （ ）
    A. 病毒
    B. 细菌
    C. 支原体
    D. 衣原体

2. 对细菌芽胞的错误描述是： （ ）
    A. 可根据芽胞的大小、形状和在菌体中的位置来鉴别细菌
    B. 芽胞对高温、干燥、化学消毒剂和辐射等有较强的抵抗力
    C. 防止芽胞污染环境具有重要的临床意义
    D. 由于芽胞抵抗力强，故对医疗器械、敷料和培养基等进行灭菌时一般不能杀灭芽胞

3. 革兰染色法的临床意义不包括： （ ）
    A. 鉴别细菌
    B. 确定毒素
    C. 选择药物
    D. 分析致病性

4. 有关内毒素与外毒素的错误描述是： （ ）
    A. 外毒素免疫原性强，易刺激机体产生抗毒素
    B. 外毒素稳定性强，在 60～80℃ 30 分钟也不能被破坏
    C. 内毒素在 160℃ 2～4 小时被破坏
    D. 内毒素免疫原性较弱，不能制成类毒素

5. 病原菌在局部生长繁殖而不入血，只有其产生的毒素入血，到达易感组织和细胞，引起独特的临床中毒症状称为： （ ）
    A. 菌血症
    B. 败血症
    C. 毒血症
    D. 脓毒血症

6. 对病毒的错误描述是： （ ）
    A. 体积微小，结构简单
    B. 只含有一种类型核酸
    C. 可在死亡的细胞内复制繁殖
    D. 属于非细胞型微生物

7. 下列对病毒持续性感染特点的错误描述是： （ ）
    A. 病毒在体内持续存在，潜伏期长
    B. 发病慢
    C. 均不出现明显的症状
    D. 恢复慢

（二）多项选择题

8. 细菌合成的且与致病有关的代谢产物有： （　）

  A. 鞭毛   B. 毒素   C. 侵袭性酶类

  D. 热原质   E. 纤毛

9. 下列正确的描述有： （　）

  A. 正常菌群在正常情况下不表现出致病的作用

  B. 条件致病菌在特定条件下能引起疾病

  C. 由于某种原因使正常菌群的种类、数量和比例发生较大幅度的改变，导致微生态失去平衡，称为内分泌失调

  D. 由于严重菌群失调而使宿主发生一系列临床症状，称为菌群失调症

  E. 正常菌群在一定条件下可致病

10. 下列属于呼吸道病毒的是： （　）

  A. 流感病毒   B. 麻疹病毒   C. 风疹病毒

  D. 腮腺炎病毒   E. 伤寒病毒

11. 大多数呼吸道病毒感染的特点是： （　）

  A. 感染力强   B. 传播快   C. 潜伏期短

  D. 发病急   E. 病情重

12. 我国主要的虫媒病毒有： （　）

  A. 流感病毒   B. 流行性乙型脑炎病毒

  C. 森林脑炎病毒   D. 登革热病毒

  E. 伤寒病毒

13. 柯萨奇病毒感染可引起： （　）

  A. 疱疹性咽峡炎   B. 心肌损害

  C. 先天性心脏病   D. 普通感冒

  E. 无菌性脑膜炎

14. 人体寄生虫的传播途径有： （　）

  A. 经口感染   B. 经皮肤感染   C. 输血感染

  D. 接触感染   E. 垂直感染

15. 免疫功能主要表现在： （　）

  A. 免疫防御   B. 自身免疫   C. 免疫稳定

  D. 免疫损伤   E. 免疫监视

16. 关于特异性免疫和非特异性免疫的正确描述是： （　）

  A. 非特异性免疫是由先天性遗传而获得的免疫力

B. 皮肤黏膜屏障、胎盘屏障和血脑屏障均属于非特异性免疫

C. 非特异性免疫能清除人体内所有的异物

D. 特异性免疫是出生以后获得的免疫力

E. 特异性免疫也可通过遗传获得,且比后天获得的免疫力更强

17. 医学上重要的抗原有: （　）

A. 异种抗原　　　　　　B. 自身抗原　　　　　　C. 肿瘤抗原

D. 变应原　　　　　　　E. 同种异型抗原

18. 抗体的生物学作用有: （　）

A. 特异性结合抗原作用　　　　　　B. 活化补体作用

C. 与 Fc 受体结合作用　　　　　　D. IgA 介导的黏膜免疫作用

E. 母体 IgG 在新生儿免疫中的作用

19. 主要组织相容性复合体(MHC)分子的功能有: （　）

A. 引起移植排斥反应　　　　　　B. 参与对抗原的处理与提呈

C. 约束免疫细胞间相互作用　　　D. 参与对免疫应答的遗传控制

E. 参与 T 细胞分化过程

20. 下列对免疫应答、体液免疫和细胞免疫的正确描述是: （　）

A. 抗体识别阶段是免疫应答的第一阶段

B. 体液免疫是指 T 细胞介导的免疫应答

C. 体液免疫主要通过抗体发挥作用

D. T 细胞介导的免疫应答具有抗肿瘤免疫作用

E. 细胞免疫是指 B 细胞介导的免疫应答

21. 体液免疫的作用有: （　）

A. 降低或消除外毒素的毒性和病毒的传染性

B. 加强吞噬细胞对抗原的吞噬作用

C. 通过激活补体,发挥补体溶菌、溶解靶细胞等效应

D. 通过抗体依赖的细胞介导的细胞毒作用(ADCC)杀伤靶细胞

E. 某些情况下,抗体还可参与超敏反应,修复病理损伤

22. 对人工自动免疫的正确描述有: （　）

A. 免疫力出现较慢　　　　　　B. 进入体内即可获得免疫力

C. 免疫力持久　　　　　　　　D. 一般用于预防

E. 可用于紧急治疗

23. 临床上进行人工自动免疫常用的活疫苗制剂有: （　）

A. 卡介苗疫苗　　　　　　B. 狂犬病疫苗　　　　　　C. 麻疹疫苗

D. 风疹疫苗　　　　　　　E. 脊髓灰质炎疫苗

习 题 答 案

☞单项选择题

1. A　　2. D　　3. B　　4. B　　5. C　　6. C　　7. C

☞多项选择题

8. BCD　　9. ABDE　　10. ABCD　　11. ABCD

12. BCD　　13. ABCDE　　14. ABCDE　　15. ACE

16. ABD　　17. ABCDE　　18. ABCDE　　19. ABCDE

20. CD　　21. ABCD　　22. ACD　　23. ACDE

第四节　药理学

（一）单项选择题

1. 药物在治疗量时，机体出现的与防治疾病无关的不适反应称为：　　（　　）
   - A. 毒性反应
   - B. 副作用
   - C. 特异质反应
   - D. 继发反应
2. 不属于依赖性麻醉药品的是：　　（　　）
   - A. 可卡因
   - B. 大麻
   - C. 安定
   - D. 阿片类
3. 关于首过效应错误的描述是：　　（　　）
   - A. 使进入人体循环的药量减少
   - B. 经过首过效应后疗效加强
   - C. 舌下给药可避免首过效应
   - D. 直肠给药可避免首过效应
4. 治疗癫痫大发作的首选药物是：　　（　　）
   - A. 苯妥英钠
   - B. 卡马西平
   - C. 安定
   - D. 乙琥胺
5. 用硫酸镁治疗惊厥的给药方式是：　　（　　）
   - A. 口服
   - B. 外用
   - C. 含服
   - D. 注射
6. 最常用的硝酸酯类抗心绞痛药是：　　（　　）
   - A. 硝酸甘油
   - B. 心得安
   - C. 消心痛
   - D. 心痛定
7. 钙通道阻滞药不包括：　　（　　）
   - A. 奎尼丁
   - B. 心得安
   - C. 利多卡因
   - D. 心律平
8. 使用甘露醇时错误的一项是：　　（　　）
   - A. 静滴时不与其他药物混合使用
   - B. 心功能不全及急性肺水肿病人禁用
   - C. 可用作肌内注射
   - D. 密切观察病人的血压、脉搏和呼吸，以防出现心功能不全
9. 病原微生物长期反复与药物接触后，对药物的敏感性降低，称为：　　（　　）
   - A. 反应性
   - B. 遗传性
   - C. 耐受性
   - D. 耐药性

（二）多项选择题

10. 有关血浆半衰期正确的描述是： （　　）
    A. 是指血药浓度降低一半所需的时间
    B. 血浆半衰期越长，给药的间隔时间越短
    C. 反映了药物消除的速度
    D. 药物的血浆半衰期越长，其疗效越好
    E. 血浆半衰期的长短是给药间隔时间的依据

11. 药物不良反应包括： （　　）
    A. 副作用　　　　　　B. 毒性反应　　　　　　C. 后遗效应
    D. 继发反应　　　　　E. 变态反应

12. 巴比妥类药物的作用有： （　　）
    A. 镇静　　　　　　　B. 催眠　　　　　　　　C. 抗惊厥
    D. 抗癫痫　　　　　　E. 麻醉

13. 阿司匹林的不良反应有： （　　）
    A. 胃肠道反应　　　　　　　　B. 凝血障碍
    C. 过敏反应　　　　　　　　　D. 瑞夷综合征
    E. 头痛、眩晕、恶心、呕吐、耳鸣及视力减退等中毒症状

14. 强心苷发生中毒反应的主要临床表现有： （　　）
    A. 厌食、呕吐、腹泻等胃肠道反应
    B. 神经系统反应及视觉障碍
    C. 膀胱炎、血尿等泌尿系统反应
    D. 室性早搏和房室传导阻滞等心脏毒性
    E. 急性药物性肝炎

15. 预防强心苷发生中毒反应的措施有： （　　）
    A. 警惕中毒先兆　　　　　　B. 及时发现停药指征
    C. 监测强心苷血药浓度　　　D. 加强营养
    E. 及时纠正影响强心苷毒性的因素

16. 高效利尿药包括： （　　）
    A. 呋塞米　　　　　　B. 布美他尼　　　　　　C. 氢氯噻嗪
    D. 螺内酯　　　　　　E. 氨苯蝶啶

17. 下列属于氨基糖苷类的药物有： （　　）
    A. 青霉素　　　　　　B. 链霉素　　　　　　　C. 庆大霉素
    D. 卡那霉素　　　　　E. 妥布霉素

18. 临床上肾上腺素常用于治疗：　　　　　　　　　　　　　（　　）
    A. 抗休克及升高血压　　　　　B. 心脏骤停
    C. 过敏反应　　　　　　　　　D. 上消化道出血
    E. 支气管哮喘急性发作

习　题　答　案

☞ 单项选择题
    1. B　　2. C　　3. B　　4. A　　5. D　　6. A　　7. B
    8. C　　9. D
☞ 多项选择题
    10. ACE　　11. ABCDE　　12. ABCDE　　13. ABCDE
    14. ABD　　15. ABCE　　16. AB　　17. BCDE
    18. BCE

第五节　公共卫生学

(一) 单项选择题

1. 下列不属于病因预防的措施是：　　　　　　　　　　　　　（　　）
   A. 免疫接种　　　　　　　　　　B. 合理营养
   C. 定期健康检查　　　　　　　　D. 健康教育

2. 不符合我国生活饮用水卫生标准的细菌学指标是：　　　　　（　　）
   A. 每毫升水中检测到 99 个细菌
   B. 每毫升水中检测到 1 个大肠杆菌
   C. 经氯化消毒接触 30 分钟后，游离性余氯为 0.4 mg/L
   D. 经氯化消毒接触 30 分钟后，管网末梢水游离性余氯 0.1 mg/L

3. 不属于个人行为的健康危险因素是：　　　　　　　　　　　（　　）
   A. 特殊的生理状况　　　　　　　B. 不良的生活习惯
   C. 不良的日常生活行为　　　　　D. 不良的疾病行为

4. 对职业性有害因素及职业病的错误描述是：　　　　　　　　（　　）
   A. 职业性有害因素有可能危害人体健康和劳动能力
   B. 职业性有害因素可能造成器官功能性或器质性病理改变
   C. 患职业病后病人会出现相应的临床表现，影响劳动能力
   D. 接触职业性有害因素就会患职业病

5. 某一时期内暴露人口中发生某病新病例的频率称为：　　　　（　　）
   A. 发病率　　　　　　　　　　　B. 患病率
   C. 死亡率　　　　　　　　　　　D. 病死率

6. 某一地区某病发病率明显超过历年的散发发病率水平的现象称为：（　　）
   A. 散发　　　　　　　　　　　　B. 流行
   C. 大流行　　　　　　　　　　　D. 急性流行

(二) 多项选择题

7. 饮用水的基本卫生要求包括：　　　　　　　　　　　　　　（　　）
   A. 感官性状良好　　　　　　　　B. 矿物质丰富
   C. 微生物学安全　　　　　　　　D. 化学组成安全
   E. 水量充足，取用方便

8. 健康危险因素作用的特点包括： （ ）
   A. 潜伏期长　　　　　B. 特异性弱　　　C. 联合作用强
   D. 多因多果　　　　　E. 存在广泛

9. 食物中毒的特点包括： （ ）
   A. 潜伏期短
   B. 发病急,短时间内有多数人同时发病
   C. 所有中毒病人具有相似的临床表现
   D. 常出现呕吐、腹痛和腹泻等消化道症状
   E. 发病与食物有关

10. 食物中毒的分类包括： （ ）
    A. 细菌性食物中毒　　　　　B. 真菌性食物中毒
    C. 动物性食物中毒　　　　　D. 植物性食物中毒
    E. 化学性食物中毒

11. 疾病分布的三种形式包括： （ ）
    A. 地区分布　　　　B. 人种分布　　　C. 时间分布
    D. 人群分布　　　　E. 性别分布

习　题　答　案

☞单项选择题
　1. C　　2. B　　3. A　　4. D　　5. A　　6. B
☞多项选择题
　7. ACDE　　8. ABCDE　　9. ABCDE　　10. ABCDE　　11. ACD

（徐纪勇）

第六节　医院感染学

(一) 单项选择题

1. 内源性感染又称为： 　　　　　　　　　　　　　　　　　　(　)
   - A. 自身感染
   - B. 交叉感染
   - C. 显性感染
   - D. 隐性感染

2. 一次性医疗用品禁用环氧乙烷再灭菌的原因不包括： 　　(　)
   - A. 原材料老化,机械性能改变
   - B. 环氧乙烷残余量增加
   - C. 易发生热原反应
   - D. 成本增加

3. 空气微生物采样的时间是： 　　　　　　　　　　　　　　(　)
   - A. 空气消毒处理前
   - B. 医疗活动后
   - C. 空气消毒处理后至医疗活动前
   - D. 随时进行

4. 下列有关灭菌的概念,正确的是： 　　　　　　　　　　　(　)
   - A. 用物理的方法清除物体表面的污物,减少微生物的过程
   - B. 杀灭或清除传播媒介上病原微生物,使其达到无害化处理
   - C. 杀灭或清除传播媒介上的一切微生物包括芽胞的处理
   - D. 传染源离开疫源地后进行的彻底消毒

5. 下列哪项不是常用的清洁方法： 　　　　　　　　　　　　(　)
   - A. 水洗
   - B. 消毒液擦拭
   - C. 去污剂去污
   - D. 机械去污

6. 下列哪项不是清洁的目的： 　　　　　　　　　　　　　　(　)
   - A. 去除潜在病原微生物
   - B. 减少接触感染的机会
   - C. 保持物品美观
   - D. 预防医院感染

7. 过氧乙酸稀释液应现配现用,常温下使用不宜超过： 　(　)
   - A. 2天
   - B. 3天
   - C. 7天
   - D. 10天

8. 关于煮沸消毒,下列描述错误的是： 　　　　　　　　　　(　)
   - A. 煮沸消毒一般不用于灭菌
   - B. 消毒时间应从冷水开始计时
   - C. 煮沸过程中不应加入新的消毒物品
   - D. 一次消毒物品应少于盛装容器容量的 3/4

9. 压力蒸气灭菌时,不正确的方法是: （　　）
   A. 正确掌握灭菌时间　　　　　　B. 保证热源充足
   C. 排尽灭菌器内的冷空气　　　　D. 物品装载越少越好

10. 关于紫外线消毒,错误的描述是: （　　）
    A. 紫外线灯管有灰尘、油污时应随时擦拭
    B. 紫外线光源应直接照射物品表面
    C. 紫外线光源不得直接照射人体表面
    D. 新出厂的紫外线灯管,辐射强度不得低于 $70 \mu W/cm^2$

11. 关于酸性氧化电位水,错误的描述是: （　　）
    A. 具有低氧化还原电位　　　　　B. pH 值低,含低浓度有效氯
    C. 具有较强氧化能力　　　　　　D. 可快速杀灭微生物

12. 污物减量化原则可采取的手段不包括: （　　）
    A. 破碎　　　　　　　　　　　　B. 压缩
    C. 分类　　　　　　　　　　　　D. 焚烧

(二) 多项选择题

13. 医院感染的概念包括: （　　）
    A. 任何人员在医院活动期间,引起的诊断明确的感染或疾病
    B. 病人在入院时不存在感染亦非处于潜伏期
    C. 病人在住院期间获得的显性或隐性感染
    D. 症状可在住院期间发生
    E. 症状可在出院后发生

14. 医院感染的基本条件是: （　　）
    A. 感染源　　　　　　B. 传播途径　　　　　　C. 易感人群
    D. 显性感染　　　　　E. 隐性感染

15. 空气微生物采样标准是: （　　）
    A. Ⅰ类环境空气中细菌总数≤5 cfu/m³
    B. Ⅰ类环境空气中细菌总数≤10 cfu/m³
    C. Ⅱ类环境空气中细菌总数≤100 cfu/m³
    D. Ⅱ类环境空气中细菌总数≤200 cfu/m³
    E. Ⅲ类环境空气中细菌总数≤500 cfu/m³

16. 下列正确的描述是: （　　）
    A. 高水平消毒可以杀灭各种微生物包括芽胞
    B. 中水平消毒可以杀灭细菌芽胞以外的各种病原微生物

C. 中水平消毒可以去除细菌芽胞以外的各种病原微生物

D. 低水平消毒可以杀灭细菌繁殖体和亲脂病毒

E. 低水平消毒不可以杀灭细菌繁殖体和亲脂病毒

17. 化学消毒剂的应用原则是： （　　）

A. 必须、合理、多用

B. 能用化学方法则不用物理方法

C. 效果不确定的消毒剂不用

D. 以价格－效果为选择依据

E. 随配随用,可中途添加

18. 影响化学消毒剂消毒效果的常见问题是： （　　）

A. 过分依赖　　　　　B. 选药不当　　　　　C. 浓度不准

D. 时间不足　　　　　E. 混合使用

19. 关于煮沸消毒,正确的描述是： （　　）

A. 玻璃类物品应在水沸时放入,以免破裂

B. 橡胶类物品应在冷水时放入,以免橡胶变软

C. 棉织品煮沸消毒时应适当搅拌

D. 塑料管及易变形的物品应避免重压、打折

E. 不透水的物品应垂直放置,以利水的流动

20. 打包物品灭菌时,正确的要求包括： （　　）

A. 预真空灭菌时,物品包体积不超过 30 cm×30 cm×50 cm

B. 下排气灭菌时,物品包体积不超过 30 cm×30 cm×25 cm

C. 金属包重量不超过 5 kg

D. 敷料包重量不超过 7 kg

E. 物品包体积和重量没有要求

21. 物品灭菌时正确的装载描述为： （　　）

A. 下排气灭菌器的装载量不超过柜室容积的 80%

B. 预真空灭菌器的装载量不超过柜室容积的 90%

C. 预真空灭菌器的装载量不小于柜室容积的 10%

D. 脉动真空灭菌器的装载量不小于柜室容积的 5%

E. 防止小装量效应影响灭菌效果

22. 医院常见的空气消毒的方法有： （　　）

A. 熏蒸或喷雾消毒　　　B. 紫外线消毒　　　　C. 臭氧消毒

D. 循环风紫外线空气消毒器消毒

E. 静电吸附式空气消毒器消毒

23. 使用酸性氧化电位水消毒时应注意：　　　　　　　　（　　）
　　A. 现产现用　　　　　　　　　　B. 浸泡时间宜长
　　C. 消毒物品应洁净　　　　　　　D. 可用金属容器储存
　　E. 可用深色容器避光保存
24. 医院污物处理的原则是：　　　　　　　　　　　　　（　　）
　　A. 回收利用　　　　　　　　　　B. 混合收集
　　C. 减量化　　　　　　　　　　　D. 无公害
　　E. 分散与集中相结合

习　题　答　案

☞单项选择题
　　1. A　　2. D　　3. C　　4. C　　5. B　　6. C　　7. A
　　8. B　　9. D　　10. D　　11. A　　12. C
☞多项选择题
　　13. ABCDE　　14. ABC　　15. BDE　　16. ABCD
　　17. CD　　18. ABCD　　19. CDE　　20. AB
　　21. ABCDE　　22. ABCDE　　23. ACE　　24. ACDE

（宋　瑾）

第七节　中医学

单项选择题

1. 中医学的基本特点是：　　　　　　　　　　　　　　　　（　　）
    A. 整体护理,辨证论治　　　　　　B. 整体观念,辨证论治
    C. 整体观念,辨证施护　　　　　　D. 整体护理,辨证施护
2. 对阴阳的基本概念,错误的描述是：　　　　　　　　　　（　　）
    A. 阴阳可以代表两个相互对立的事物
    B. 阴阳可以用于分析同一事物内部所存在的相互对立的两种不同的现象
    C. 阴阳是中国哲学的一对范畴
    D. 阴阳是两类物质的运动变化
3. 正常舌象常描述为：　　　　　　　　　　　　　　　　　（　　）
    A. 淡白舌,薄白苔　　　　　　　　B. 淡红舌,薄白苔
    C. 红舌,黄苔　　　　　　　　　　D. 紫舌,薄白苔
4. 煎煮中药使用的适当容器是：　　　　　　　　　　　　　（　　）
    A. 铁锅、高压锅　　　　　　　　　B. 铝锅
    C. 砂锅、搪瓷锅　　　　　　　　　D. 不锈钢锅
5. 黄苔主何证：　　　　　　　　　　　　　　　　　　　　（　　）
    A. 表证、寒证　　　　　　　　　　B. 热证、里证
    C. 里寒证　　　　　　　　　　　　D. 里热证

习　题　答　案

☞ 单项选择题
　1. B　　2. D　　3. B　　4. C　　5. B

（吴荣华）

第二章 护理基础知识

（一）单项选择题

1. 病室内温度一般控制在： （ ）
   - A. 12～16℃
   - B. 18～22℃
   - C. 23～25℃
   - D. 26～28℃

2. 病人自身无变换卧位的能力，卧于他人安置的卧位是： （ ）
   - A. 被动卧位
   - B. 被迫卧位
   - C. 主动卧位
   - D. 端坐位

3. 以下哪类病人需处于被迫卧位： （ ）
   - A. 昏迷病人
   - B. 瘫痪病人
   - C. 支气管哮喘急性发作病人
   - D. 极度衰弱病人

4. 不需要采取去枕仰卧位的病人是： （ ）
   - A. 胸膜炎病人
   - B. 全身麻醉未清醒的病人
   - C. 昏迷病人
   - D. 行椎管内麻醉术后病人

5. 王女士,55 岁,因多发性子宫肌瘤行全子宫切除术,术后第二天,护士协助病人采取半坐卧位,其最主要的目的是： （ ）
   - A. 减少局部出血
   - B. 减轻疼痛
   - C. 减轻心脏负担
   - D. 使渗出物流入盆腔

6. 应采取中凹卧位的病人是： （ ）
   - A. 胸部手术后病人
   - B. 胃切除术后病人
   - C. 休克病人
   - D. 十二指肠引流后病人

7. 使用约束具时,不恰当的护理措施是： （ ）
   - A. 使用前向病人和家属解释使用目的
   - B. 扎紧约束具,防止滑脱
   - C. 安置病人的肢体处于功能位
   - D. 记录约束具使用的原因

8. 导致压疮发生的最主要的原因是： （ ）
   - A. 年老、体弱
   - B. 局部组织长期受压
   - C. 营养不良
   - D. 石膏夹板使用不当

9. 孙先生,60岁。因骨折卧床已3周,体质虚弱,近日骶尾部皮肤出现水疱并有破溃,上面附有少量黄色渗出液,护士观察后认为是压疮。该病人的压疮属于哪一期: （   ）

    A. 淤血红润期   B. 炎性浸润期

    C. 浅度溃疡期   D. 坏死溃疡期

10. 以下哪一种饮食有利于压疮的预防: （   ）

    A. 高蛋白,高维生素   B. 低盐,低蛋白

    C. 高脂肪,低维生素   D. 高脂肪,低蛋白

11. 以下哪项不是影响疼痛的因素: （   ）

    A. 个人经历   B. 肥胖

    C. 疲乏   D. 社会文化背景

12. 使用药物止痛时,错误的护理措施为: （   ）

    A. 根据药物的半衰期"按时给药"

    B. 药物剂量应个体化

    C. 提倡尽早静脉给药途径

    D. 控制止痛剂的用量,缩短给药间隔

13. 有关睡眠型呼吸暂停的叙述,错误的一项是: （   ）

    A. 中枢性呼吸暂停是由于药物中毒引起的

    B. 睡眠型呼吸暂停分为中枢性和阻塞性两种

    C. 睡眠型呼吸暂停是一种在睡眠中发生自我抑制、没有呼吸的现象

    D. 肥胖者可发生睡眠型呼吸暂停

14. 李先生,60岁,因"脑血栓形成"后3周,右侧上下肢能在床面上平移,但不能抬起,判断其肌力为: （   ）

    A. 0级   B. 1级   C. 2级   D. 3级

15. 评价机体活动能力时,以下哪项不是主要观察内容: （   ）

    A. 行走   B. 书写   C. 穿衣   D. 洗漱

16. 万女士,因"脑出血"3日,目前昏迷,其机体活动功能为: （   ）

    A. 1度   B. 2度   C. 3度   D. 4度

17. 关于体温的生理性改变,不妥的叙述为: （   ）

    A. 正常人下午14:00～20:00体温较高

    B. 正常成人的体温略高于婴幼儿

    C. 正常人清晨2:00～6:00体温较低

    D. 正常人24小时内体温变化一般不超过0.5～1.0℃

18. 败血症病人常见的热型为：　　　　　　　　　　　　　　　　　（　　）
    A. 弛张热　　　　B. 稽留热　　　　C. 间歇热　　　　D. 不规则热

19. 使用退热药后出现体温不升，不包括下列哪类病人：　　　　　　（　　）
    A. (极度)营养不良病人　　　　　　B. 全身衰竭病人
    C. 严重休克病人　　　　　　　　　D. 抽搐病人

20. 脉搏短绌多见于：　　　　　　　　　　　　　　　　　　　　　（　　）
    A. 心房颤动病人　　　　　　　　　B. 心室颤动病人
    C. 阵发性室性心动过速病人　　　　D. 房室传导阻滞病人

21. 在一系列正常规则的脉搏中，出现一次提前而且较弱的脉搏，其后有一个
    较正常延长的间歇，此脉搏称为：　　　　　　　　　　　　　　（　　）
    A. 脉搏短绌　　　　　　　　　　　B. 缓脉
    C. 洪脉　　　　　　　　　　　　　D. 间歇脉

22. 潮式呼吸的表现特点是：　　　　　　　　　　　　　　　　　　（　　）
    A. 有规律地呼吸几次后，突然停止呼吸，间隔一个短时期后又开始呼吸，
       如此反复交替
    B. 呼吸由浅慢到深快，然后再由深快到浅慢，经过一段时间的呼吸暂停
       后，又重复以上周期性呼吸，周而复始
    C. 呼吸由浅慢到深快，然后再由深快到浅慢，反复交替
    D. 有规律地呼吸几次后，呼吸由浅慢到深快，突然停止呼吸，反复交替，
       周而复始

23. 低氧血症伴有二氧化碳潴留病人，应选择何种类型的氧疗方式：（　　）
    A. 高压氧疗　　　　　　　　　　　B. 高浓度氧疗
    C. 中等浓度氧疗　　　　　　　　　D. 低浓度氧疗

24. 长期使用缓泻剂会导致：　　　　　　　　　　　　　　　　　　（　　）
    A. 腹泻　　　　　　　　　　　　　B. 水、电解质紊乱
    C. 慢性便秘　　　　　　　　　　　D. 腹痛

25. 胆道梗阻病人的大便可呈：　　　　　　　　　　　　　　　　　（　　）
    A. 黑色　　　　B. 暗绿色　　　　C. 暗红色　　　　D. 白陶土色

26. 少尿是指24小时尿量少于：　　　　　　　　　　　　　　　　　（　　）
    A. 100 ml　　　B. 200 ml　　　C. 300 ml　　　　D. 400 ml

27. 杨女士，50岁，因患尿毒症而入院，患者精神萎靡，食欲差，24小时尿量
    80 ml。下腹部空虚，无胀痛，请评估病人目前的排尿状况是：（　　）
    A. 尿潴留　　　　　　　　　　　　B. 少尿
    C. 无尿　　　　　　　　　　　　　D. 尿失禁

28. 发生溶血反应时患者排出浓茶样尿液，主要是因为尿液中含有：（　　）

    A. 大量陈旧血液   B. 胆红素

    C. 淋巴液   D. 血红蛋白

29. 胆道完全阻塞病人的尿液为：（　　）

    A. 血尿   B. 血红蛋白尿

    C. 胆红素尿   D. 乳糜尿

30. 张女士，40岁，患者主诉下腹部胀痛，排尿困难，体检见耻骨上膨隆，可扪及囊样包块，叩诊呈实音，有压痛。对该患者实施的护理措施中不正确的一项是：（　　）

    A. 让患者听流水声   B. 口服利尿剂

    C. 用温水冲洗会阴部   D. 行导尿术

31. 张女士，60岁，在运动时经常不自主地排出少量尿液，评估该病人情况为：（　　）

    A. 真性尿失禁   B. 充溢性尿失禁

    C. 假性尿失禁   D. 压力性尿失禁

32. 以下对留置导尿病人实施的护理措施中正确的一项是：（　　）

    A. 每日更换导尿管

    B. 每周用消毒液清洗尿道口两次

    C. 鼓励患者喝水

    D. 倾倒尿液时导尿管须高于耻骨联合

33. 遇热后易破坏的药物是：（　　）

    A. 酵母片   B. 黄连素

    C. 青霉素   D. 盐酸肾上腺素

34. 抢救青霉素过敏性休克的首选药物是：（　　）

    A. 葡萄糖酸钙   B. 氯化钙

    C. 盐酸肾上腺素   D. 去甲肾上腺素

35. 静脉输液时造成病人急性肺水肿发生的原因是：（　　）

    A. 输入致热物质   B. 输液速度过快

    C. 长时间输入高浓度药液   D. 输液过程中无人守护

36. 造成输血前红细胞破坏引起溶血反应的原因不包括：（　　）

    A. 血液储存时间过久   B. 血液被剧烈震荡

    C. 血液中加入高渗或低渗性溶液   D. 输入异型血

37. 输血过程中最严重的反应是：（　　）

    A. 发热反应   B. 过敏反应   C. 溶血反应   D. 肺水肿反应

38. 王某下楼时不慎致踝关节扭伤,2 小时后来医院就诊,正确的处理方法是: （　　）
  A. 局部用热水袋 　　　　　　　 B. 局部用冰袋
  C. 局部按摩 　　　　　　　　　 D. 冷热敷交替使用

39. 可放置冰袋降温的部位是: （　　）
  A. 枕部、肘窝 　　　　　　　　 B. 颈部、腹部
  C. 腋窝、胸部 　　　　　　　　 D. 头顶、腹股沟

40. 禁用热疗法的情况有: （　　）
  A. 体温不升 　　　　　　　　　 B. 结膜炎
  C. 末梢循环不良 　　　　　　　 D. 肛门手术后

41. 以下哪项为最轻程度的意识障碍: （　　）
  A. 嗜睡 　　 B. 意识模糊 　　 C. 昏睡 　　 D. 昏迷

42. 对脑死亡标准描述不正确的一项是: （　　）
  A. 对刺激无感受性及反应性 　　 B. 无运动、无呼吸
  C. 无反射 　　　　　　　　　　 D. 呼吸心跳停止

43. 临终病人经常抱怨,甚至斥责医护人员和家属,此心理反应期为: （　　）
  A. 否认期 　　 B. 愤怒期 　　 C. 协议期 　　 D. 忧郁期

44. 因抢救未能及时记录病历时,应在抢救结束后哪个时间段内据实补记: （　　）
  A. 2 小时内 　　 B. 4 小时内 　　 C. 6 小时内 　　 D. 12 小时内

（二）多项选择题

45. 心源性呼吸困难病人采取半坐卧位的目的是: （　　）
  A. 扩大胸腔容量 　　　　　　　 B. 减少对心肺的压力
  C. 保持呼吸道通畅 　　　　　　 D. 改善呼吸困难
  E. 减轻肺部淤血

46. 哪些情况下宜采取头低足高位: （　　）
  A. 脊髓腔穿刺术后 　　　　　　 B. 胫骨结节牵引时
  C. 妊娠时胎膜早破 　　　　　　 D. 颈部手术后
  E. 肺部分泌物引流时

47. 使用约束具时,应观察: （　　）
  A. 约束带下是否有衬垫 　　　　 B. 局部皮肤颜色和温度
  C. 卧位是否舒适 　　　　　　　 D. 使用时间是否过长
  E. 使用中是否有不安全因素

48. 预防长期卧床病人发生压疮,正确的护理措施包括: （　）
    A. 协助病人多翻身　　　　　　B. 翻身时避免拖、拉、推等动作
    C. 保持皮肤清洁、被褥干燥　　D. 身体空隙处垫软枕
    E. 按摩受压部位

49. 以下哪些人群是发生压疮的高危人群: （　）
    A. 水肿病人　　　　　　　　　B. 身体瘦弱、营养不良者
    C. 大小便失禁者　　　　　　　D. 烦躁病人
    E. 咳嗽病人

50. 可减轻或缓解病人疼痛的措施包括: （　）
    A. 选听病人喜欢的音乐　　　　B. 有节律的按摩
    C. 针刺穴位　　　　　　　　　D. 采取舒适的体位
    E. 深呼吸

51. 制动对机体的影响有: （　）
    A. 血压升高　　　　　　　　　B. 心脏负荷增加
    C. 深静脉血栓形成　　　　　　D. 肌肉无力或萎缩
    E. 挫折感加重

52. 影响体温生理性改变的因素有: （　）
    A. 强烈的情绪反应　　　　　　B. 性别差异
    C. 环境温度　　　　　　　　　D. 剧烈活动
    E. 年龄差异

53. 发热病人的护理措施包括: （　）
    A. 鼓励病人增加水分的摄入
    B. 病人大量出汗时降低室内温度
    C. 病人大量出汗时擦干汗液,更换衣服
    D. 监测生命体征
    E. 教会病人测量体温的方法

54. 体温不升的危重病人,应采取的护理措施有: （　）
    A. 乙醇擦浴,增加皮肤内热量
    B. 热水袋保暖
    C. 增加盖被,提供24℃左右的病室温度
    D. 给予温热饮料
    E. 温水擦浴

55. 以下哪些情况测出的血压值偏高: （　）
    A. 午后或黄昏　　　　　　　　B. 测量下肢血压

C. 平卧位　　　　　　　　　　　D. 外界气温升高时

E. 运动时

56. 便秘的常见原因包括：　　　　　　　　　　　　　　　　　　（　　）

A. 长期使用缓泻剂　　　　　　　B. 排便习惯不良

C. 直肠肛门手术　　　　　　　　D. 长期卧床

E. 活动增多

57. 可以帮助病人解除便秘的措施有：　　　　　　　　　　　　（　　）

A. 健康教育　　　　　　　　　　B. 多饮水

C. 进行腹部环行按摩　　　　　　D. 早餐后排便

E. 选择适宜的排便姿势

58. 对于腹泻病人，不妥当的护理措施有：　　　　　　　　　　（　　）

A. 控制饮水量

B. 如怀疑为传染病，按肠道隔离原则护理

C. 饮食中增加高纤维食物

D. 每次便后，进行肛周护理

E. 卧床休息，减少肠蠕动

59. 膀胱刺激征的主要症状有：　　　　　　　　　　　　　　　　（　　）

A. 尿频　　　　　　　B. 尿急　　　　　　　C. 尿痛

D. 蛋白尿　　　　　　E. 水肿

60. 造成患者尿潴留的原因有：　　　　　　　　　　　　　　　　（　　）

A. 前列腺肥大　　　　B. 使用麻醉剂　　　　C. 焦虑

D. 外伤　　　　　　　E. 膀胱过度充盈

61. 对于尿失禁病人，正确的护理措施包括：　　　　　　　　　（　　）

A. 用接尿器接尿　　　　　　　　B. 保持皮肤清洁干燥

C. 必要时留置导尿管　　　　　　D. 控制病人饮水，减少尿量

E. 理解、安慰、鼓励病人

62. 属于"三查"、"七对"的内容是：　　　　　　　　　　　　　　（　　）

A. 床号、姓名　　　　　　　　　B. 药名、浓度

C. 剂量、方法、时间　　　　　　D. 观察用药后反应

E. 操作前查、操作中查、操作后查

63. 注射前需检查有无回血的操作是：　　　　　　　　　　　　（　　）

A. 皮内注射　　　　　B. 皮下注射　　　　　C. 肌内注射

D. 静脉注射　　　　　E. 动脉穿刺

64. 正确使用无痛注射技术的做法有：　　　　　　　　　　　（　　）

    A. 分散病人注意力

    B. 采用合适体位

    C. 做到进针拔针慢、推药快

    D. 注射刺激性强的药物选用粗长针头

    E. 多种药物同时注射时先注射刺激性弱的

65. 抢救过敏性休克患者的护理措施恰当的是：　　　　　　（　　）

    A. 立即停药，送抢救室抢救

    B. 立即皮下注射盐酸肾上腺素 0.5～1 ml

    C. 氧气吸入

    D. 遵医嘱予以抗过敏、抗组胺药物及纠正酸中毒

    E. 观察病人生命体征变化，并做好病情动态记录

66. 输液病人发生空气栓塞时，正确的处理措施包括：　　　（　　）

    A. 立即停止输液　　　　　　　　B. 通知医生

    C. 取头低足高右侧卧位　　　　　D. 取头低足高左侧卧位

    E. 氧气吸入

67. 王女士，在输液过程中突然出现呼吸困难，气促，咳嗽，咳粉红色泡沫痰，听诊两肺湿啰音，心率快且节律不齐。对该病人的护理措施正确的是：

    　　　　　　　　　　　　　　　　　　　　　　　　（　　）

    A. 立即停止输液并通知医生紧急处理

    B. 高流量氧气吸入

    C. 氧气湿化瓶内加入 50% 乙醇湿化氧气

    D. 遵医嘱给予镇静剂，平喘、强心、利尿和扩血管药物

    E. 病情允许可使病人端坐，双下肢下垂，必要时四肢轮扎

68. 在临床工作中预防或消除输液微粒的做法有：　　　　　（　　）

    A. 采用密闭式一次性输液器

    B. 输液前认真检查药液质量

    C. 净化治疗室空气

    D. 严格执行无菌技术操作

    E. 药液现配现用

69. 成分输血的优点有：　　　　　　　　　　　　　　　　（　　）

    A. 一血多用　　　　　　　　　　B. 针对性强

    C. 不良反应少　　　　　　　　　D. 便于运输和保存

    E. 无须进行交叉配血

70. 以下选项中适合冷疗的是： （　　）

    A. 牙痛 　　　　　　　　　　B. 急性扭伤早期

    C. 大面积组织损伤 　　　　　D. 深部化脓病灶

    E. 中暑

71. 下列哪些情况易发生瞳孔散大： （　　）

    A. 颅内高压 　　　　　　　　B. 有机磷农药中毒

    C. 吗啡中毒 　　　　　　　　D. 阿托品中毒

    E. 濒死状态

72. 以下各项对临终关怀的理念理解正确的是： （　　）

    A. 照料病人，以对症处理为主

    B. 尽可能地延长病人的生存时间

    C. 提高病人的生命质量

    D. 尊重临终病人的尊严和权利

    E. 注重临终病人家属的心理支持

73. 不属于临床死亡期特点的是： （　　）

    A. 呼吸停止 　　　B. 心跳停止 　　　C. 瞳孔缩小

    D. 各种反射消失 　E. 出现尸冷

74. 帮助死亡病人家属应对失落与悲哀的措施有： （　　）

    A. 做好尸体护理

    B. 鼓励家属表达情感，针对不同心理反应阶段采取相应措施

    C. 安慰家属面对现实，合理安排后期工作与生活

    D. 尽力提供生活指导、建议，使丧亲者感受到人世间的情义

    E. 对死者家属进行追踪随访

75. 下列各项中对护理记录描述正确的是： （　　）

    A. 护理记录是病人住院期间护理过程的主观记录

    B. 病情观察应记录病人病情变化情况及住院期间出现的突发事件

    C. 记录护理措施时应记录准备为病人采取的护理措施

    D. 护理效果是记录病人接受治疗或护理后的反应结果

    E. 护理效果记录的原则是记录护理或治疗后的最终结果

76. 护理记录应做到： （　　）

    A. 及时 　　　　　　B. 准确 　　　　　　C. 客观

    D. 连续 　　　　　　E. 完整

习 题 答 案

1. B　　2. A　　3. C　　4. A　　5. D　　6. C　　7. B　　8. B
9. C　　10. A　　11. B　　12. C　　13. A　　14. C　　15. B　　16. D
17. B　　18. A　　19. D　　20. A　　21. D　　22. B　　23. D　　24. C
25. D　　26. D　　27. C　　28. D　　29. C　　30. B　　31. D　　32. C
33. C　　34. C　　35. B　　36. D　　37. C　　38. B　　39. D　　40. B
41. A　　42. D　　43. B　　44. C

多项选择题

45. ABDE　　46. BCE　　47. ABCDE　　48. ABCDE
49. ABC　　50. ABCDE　　51. CDE　　52. ABCDE
53. ACDE　　54. BCD　　55. ABE　　56. ABCD
57. ABCDE　　58. AC　　59. ABC　　60. ABCDE
61. ABCE　　62. ABCE　　63. BCDE　　64. ABE
65. BCDE　　66. ABDE　　67. ABCDE　　68. ABCDE
69. ABCD　　70. ABE　　71. ADE　　72. ACDE
73. CE　　74. ABCDE　　75. BD　　76. ABCDE

（王丽君　陈晓敏）

第三章 临床专科护理基本知识

第一节 急诊科

(一)单项选择题

1. EMSS 是下列哪项的缩写： （　　）
   - A. 急诊体系
   - B. 急诊服务
   - C. 医疗服务体系
   - D. 急诊医疗服务体系
2. 急诊分诊时,一般将病人病情分为几级： （　　）
   - A. 一级
   - B. 三级
   - C. 四级
   - D. 五级
3. 病情级别为Ⅱ级的急诊病人符合下列哪一项： （　　）
   - A. 急性症状不能缓解的病人
   - B. 有潜在危及生命的可能
   - C. 如果得不到紧急救治,很快会导致生命危险
   - D. 慢性疾病急性发作的病人
4. 急诊分诊护理体检不包括下列哪项内容： （　　）
   - A. 观察病人的意识、精神状态
   - B. 查看双侧瞳孔
   - C. 测量生命体征
   - D. 实验室检查
5. 经口气管插管的深度是指： （　　）
   - A. 导管尖端至门齿的距离,通常成人为 22 cm±2 cm
   - B. 导管尖端至门齿的距离,通常成人为 27 cm±2 cm
   - C. 导管尖端至鼻尖的距离,通常成人为 22 cm±2 cm
   - D. 导管尖端至鼻尖的距离,通常成人为 27 cm±2 cm
6. 成人经鼻气管插管的深度为： （　　）
   - A. 导管尖端至鼻尖的距离,通常成人为 27 cm±2 cm
   - B. 导管尖端至鼻尖的距离,通常成人为 22 cm±2 cm
   - C. 导管尖端至鼻尖的距离,通常成人为 25 cm±2 cm
   - D. 导管尖端至鼻尖的距离,通常成人为 29 cm±2 cm

7. 抢救急性乙醇中毒较理想的有效药物是： （ ）

    A. 美蓝   B. 纳络酮   C. 安易醒   D. 阿托品

8. 有机磷农药中毒最早出现的临床表现是： （ ）

    A. 平滑肌痉挛和腺体分泌增加   B. 全身肌肉发生强直性痉挛

    C. 头痛、头晕、乏力   D. 共济失调

9. 有机磷农药中毒病人，在应用抗胆碱药时，下列哪项临床表现不能表明阿

    托品化： （ ）

    A. 颜面潮红   B. 皮肤干燥

    C. 心率 110 次/分   D. 肺部啰音增加

10. 蜜蜂蛰伤后，可用下列哪种液体涂擦： （ ）

    A. 3％氨水   B. 0.5％碘伏

    C. 75％乙醇   D. 95％乙醇

11. 下列哪种药物可以对抗有机磷农药中毒出现的毒蕈碱样症状： （ ）

    A. 阿托品   B. 纳络酮

    C. 解磷定   D. 氯磷定

12. 中度有机磷农药中毒病人的血胆碱酯酶活力为： （ ）

    A. 70％～50％   B. 50％～30％

    C. 30％～29％   D. ＜20％

13. 环境降温是中暑病人降温的方法之一，通常将室温调节为： （ ）

    A. 15～20℃   B. 20～25℃

    C. 26～30℃   D. 10～15℃

14. 给中暑病人体内降温时，用于灌肠的葡萄糖盐水的温度为： （ ）

    A. 4～10℃   B. 10～15℃

    C. 0～4℃   D. 15～20℃

（二）多项选择题

15. 院前急救原则包括： （ ）

    A. 先复苏后固定   B. 先止血后包扎

    C. 先救治后运送   D. 先重伤后轻伤

    E. 搬运与医护的一致性

16. 基础生命支持包括： （ ）

    A. 心跳、呼吸停止的判断   B. 畅通呼吸道

    C. 人工呼吸   D. 建立有效循环

    E. 脑复苏

17. 急性中毒的急救原则是：　　　　　　　　　　　　　　　　　　（　　）
　　A. 立即终止接触毒物　　　　　　B. 清除尚未吸收的毒物
　　C. 促进已吸收毒物的排泄　　　　D. 对症治疗
　　E. 特殊解毒剂的应用

18. 为保持淹溺病人呼吸道通畅,应立即采取的措施有：　　　　　（　　）
　　A. 清除口鼻中的异物　　　　　　B. 将舌头拉出
　　C. 取下义齿　　　　　　　　　　D. 松开领口
　　E. 松解紧裹的内衣

19. 电击伤的院内救护措施包括：　　　　　　　　　　　　　　　（　　）
　　A. 保持呼吸道通畅　　　　　　　B. 维持有效循环
　　C. 脑水肿的防治　　　　　　　　D. 维持水电解质平衡
　　E. 创面处理

20. 中暑病人降温的方法有：　　　　　　　　　　　　　　　　　（　　）
　　A. 环境降温　　　　　　　　　　B. 体表降温
　　C. 体内降温　　　　　　　　　　D. 药物降温
　　E. 物理降温

21. 有机磷农药中毒时,临床表现的毒蕈碱样症状包括：　　　　　（　　）
　　A. 瞳孔缩小　　　　　　　　　　B. 恶心、呕吐
　　C. 腹痛、腹泻　　　　　　　　　D. 多汗、流涎
　　E. 肺水肿

22. 治疗有机磷农药中毒时,出现阿托品化的临床表现包括：　　　（　　）
　　A. 颜面潮红　　　　　　　　　　B. 皮肤、口腔干燥
　　C. 肺部啰音增加　　　　　　　　D. 心率增快
　　E. 瞳孔扩大

23. 蜈蚣咬伤后,可应用哪些药液敷贴：　　　　　　　　　　　　（　　）
　　A. 3％氨水　　　　　　　　　　B. 5％碳酸氢钠溶液
　　C. 溶化的蛇药片　　　　　　　　D. 20％硫酸镁
　　E. 75％乙醇

24. 急诊分诊护理体检时,护士用手触摸病人可以了解到下列哪些内容：
　　　　　　　　　　　　　　　　　　　　　　　　　　　　　　（　　）
　　A. 面色　　　　　　　　　　　　B. 脉搏
　　C. 皮温　　　　　　　　　　　　D. 周围血管充盈度
　　E. 疼痛部位及范围

习 题 答 案

☞单项选择题

1. D　　2. C　　3. B　　4. D　　5. A　　6. A　　7. B

8. A　　9. D　　10. A　　11. A　　12. B　　13. B　　14. A

☞多项选择题

15. ABCDE　　16. ABCD　　17. ABCDE　　18. ABCDE

19. ABCDE　　20. ABCDE　　21. ABCDE　　22. ABDE

23. ABC　　24. BCDE

（李　玫）

第二节 内 科

一、呼吸科

(一) 单项选择题

1. 正确采集痰标本的时间是：   （ ）
   A. 输液前   B. 痰液较多时   C. 临睡前   D. 清晨

2. 下列哪种肺炎可表现为咳铁锈色痰：   （ ）
   A. 葡萄球菌肺炎   B. 支原体肺炎
   C. 肺炎球菌肺炎   D. 克雷白杆菌肺炎

3. 胸部叩击正确的顺序是：   （ ）
   A. 自上而下　由内而外   B. 自上而下　由外而内
   C. 自下而上　由内而外   D. 自下而上　由外而内

4. 关于体位引流,错误的是：   （ ）
   A. 患侧卧位   B. 餐前引流
   C. 每次 15～20 分钟   D. 引流前辅以胸部叩击

5. 大量咯血是指咯血量：   （ ）
   A. ＞300 ml/d   B. ＞400 ml/d   C. ＞500 ml/d   D. ＞600 ml/d

6. 咯血病人的护理措施,错误的是：   （ ）
   A. 患侧卧位   B. 进温凉半流质
   C. 鼓励病人轻轻将血咳出   D. 常规使用吗啡

7. 大咯血病人首要的护理措施是：   （ ）
   A. 保持呼吸道通畅   B. 高浓度氧疗
   C. 防止大出血休克   D. 使用呼吸兴奋剂

8. 下列不属于无创通气禁忌证的是：   （ ）
   A. 心跳、呼吸骤停   B. 上呼吸道阻塞
   C. 围手术期低氧血症   D. 面部手术

9. 慢性阻塞性肺气肿病人家庭氧疗的方法是：   （ ）
   A. 每天吸氧 3～5 小时,氧流量 2～4 L/min
   B. 每天吸氧 5～10 小时,氧流量 2～4 L/min
   C. 每天吸氧 5～10 小时,氧流量 1～2 L/min
   D. 每天吸氧 10～15 小时,氧流量 1～2 L/min

10. 肺心病病人使用利尿剂的原则是： （ ）
    A. 快速、小量和持续　　　　　B. 快速、小量和间歇
    C. 缓慢、大量和持续　　　　　D. 缓慢、小量和间歇

11. 无法区分支气管哮喘与心源性哮喘时，通常选择的药物是： （ ）
    A. β_2 受体激动剂　　　　　B. 氨茶碱
    C. 洋地黄　　　　　　　　　　D. 吗啡

12. 急性呼吸窘迫综合征给氧的浓度为： （ ）
    A. 21％～28％　　　　　　　B. 29％～38％
    C. 39％～50％　　　　　　　D. ＞50％

13. 浸润型肺结核属于： （ ）
    A. Ⅰ型　　　　B. Ⅱ型　　　　C. Ⅲ型　　　　D. Ⅳ型

14. 抗结核药使用的原则是： （ ）
    A. 早期、联合、足量、规律、长程
    B. 早期、联合、足量、规律、全程
    C. 早期、联合、适量、规律、全程
    D. 短期、联合、适量、规律、全程

15. 5IU 结素试验阳性的意义描述不正确的是： （ ）
    A. 受过结核菌感染　　　　　B. 接种过卡介苗
    C. 一定患结核病　　　　　　D. 对婴幼儿结核病的诊断价值高

16. PPD 注射后 72 小时测皮肤硬结直径为 5～9 mm,提示结果为： （ ）
    A. 阴性　　　　B. 弱阳性　　　　C. 阳性　　　　D. 强阳性

17. 胸腔闭式引流护理措施中错误的是： （ ）
    A. 定期挤压引流管,保持通畅
    B. 限制翻身,以减轻疼痛
    C. 每日更换引流瓶
    D. 协助病人取半卧位,有利于呼吸

18. 医院内获得性肺炎最常见的感染途径是： （ ）
    A. 口咽部吸入　　　　　　　B. 接触传播
    C. 血源传播　　　　　　　　D. 邻近部位感染直接蔓延

19. 下列符合Ⅱ型呼吸衰竭血气分析值的是： （ ）
    A. $PaO_2 \leq 50$ mmHg,伴 $PaCO_2 \geq 60$ mmHg
    B. $PaO_2 \leq 60$ mmHg,伴 $PaCO_2 \geq 50$ mmHg
    C. $PaO_2 \geq 50$ mmHg,伴 $PaCO_2 \geq 60$ mmHg
    D. $PaO_2 \leq 60$ mmHg,伴 $PaCO_2 \leq 50$ mmHg

（二）多项选择题

20. 胸腔闭式引流期间为预防气体进入胸腔,正确的措施有: （　　）

A. 病人搬动时,用两把血管钳将引流管夹紧

B. 更换引流瓶时,将近心端的引流管夹住后再更换

C. 引流瓶中长管的一端置于水面下 3～4 cm

D. 引流瓶被打破时,应立即夹住引流管

E. 引流管不慎滑出时,应立即用纱布覆盖伤口

21. 促进排痰的措施有: （　　）

A. 雾化吸入　　　　　B. 胸部叩击　　　　　C. 体位引流

D. 气道湿化　　　　　E. 机械吸痰

22. ARDS 病人临床表现的特点是: （　　）

A. 急性呼吸窘迫　　　　　　　B. 顽固性高碳酸血症

C. 顽固性咳嗽　　　　　　　　D. 难治性低氧血症

E. 发作性喘息

23. 诱发和加重支气管哮喘的因素有: （　　）

A. 感染　　　　　　　B. 饮食　　　　　　　C. 药物

D. 精神因素　　　　　E. 气候变化

24. 医院内获得性肺炎包括: （　　）

A. 入院时已处于潜伏期的感染

B. 入院时已存在的感染

C. 住院后发生的感染

D. 原有感染,住院期间发生的新的感染

E. 住院后未控制的感染

25. Ⅱ型呼吸衰竭病人持续低流量吸氧的理由有: （　　）

A. 呼吸中枢化学感受器对二氧化碳反应差

B. 呼吸的维持主要是由缺氧对中枢化学感受器的刺激

C. 吸入高浓度氧会导致病人呼吸变慢变浅

D. 避免加重通气/血流比例失调

E. 血红蛋白氧离曲线特征

习 题 答 案

☞ 单项选择题
1. D　　2. C　　3. D　　4. A　　5. C　　6. D　　7. A　　8. C
9. D　　10. D　　11. B　　12. D　　13. C　　14. C　　15. C　　16. B
17. B　　18. A　　19. B

☞ 多项选择题
20. BCDE　　21. ABCDE　　22. AD　　23. ABCDE
24. CD　　　25. ACDE

二、心血管内科

(一) 单项选择题

1. 关于心力衰竭的描述,错误的是:　　　　　　　　　　　　　(　　)
   A. 都是由心肌收缩力下降引起的
   B. 各种心脏疾病都可导致心力衰竭
   C. 有组织、器官供血不足的表现
   D. 有肺循环和(或)体循环淤血的表现

2. 因增加心室后负荷而导致心力衰竭的是:　　　　　　　　　　(　　)
   A. 心肌梗死　　　　　　　　　B. 心包填塞
   C. 高血压病　　　　　　　　　D. 二尖瓣关闭不全

3. 李先生,56 岁,急性心肌梗死后第三周,卧床时无不适感,但下床洗脸、刷牙时即出现胸闷、心悸,该患者心功能处于:　　　　　　　　(　　)
   A. Ⅰ级　　　　　　　　　　　B. Ⅱ级
   C. Ⅲ级　　　　　　　　　　　D. Ⅳ级

4. 急性心力衰竭急救时的给氧流量为:　　　　　　　　　　　(　　)
   A. 1～2 L/min　　　　　　　　B. 2～4 L/min
   C. 4～6 L/min　　　　　　　　D. 6～8 L/min

5. 高血压的诊断标准是:　　　　　　　　　　　　　　　　　(　　)
   A. 收缩压≥130 mmHg 和(或)舒张压≥90 mmHg
   B. 收缩压≥140 mmHg 和(或)舒张压≥100 mmHg
   C. 收缩压≥150 mmHg 和(或)舒张压≥100 mmHg
   D. 收缩压≥140 mmHg 和(或)舒张压≥90 mmHg

6. 下列不属于降压药物的是：　　　　　　　　　　　　　　　　　（　　）

    A. β受体阻滞剂　　　　　　　　　B. M受体阻滞剂

    C. 钙通道阻滞剂　　　　　　　　　D. α受体阻滞剂

7. 下列高血压病人的健康教育,错误的是：　　　　　　　　　　　（　　）

    A. 适当运动,减轻体重

    B. 定时门诊复查,根据血压调整用药

    C. 血压降至正常,便可停药

    D. 突发高血压时,应静卧,全身放松

8. 急性心肌梗死病人的排便护理,错误的是：　　　　　　　　　（　　）

    A. 急性期常规用缓泻药　　　　　　B. 腹部按摩

    C. 必要时可用小量不保留灌肠　　　D. 排便时,用力施加腹压

9. 患者,男,16岁,室间隔缺损封堵术后第二天,出现面色发黄、尿呈酱油色,
该患者最有可能并发了：　　　　　　　　　　　　　　　　　　（　　）

    A. 病毒性肝炎　　　　　　　　　　B. 急性肾小球肾炎

    C. 溶血　　　　　　　　　　　　　D. 感染性心内膜炎

10. 发生心室颤动时最主要的处理措施是：　　　　　　　　　　　（　　）

    A. 静脉注射利多卡因　　　　　　　B. 电复律

    C. 电除颤　　　　　　　　　　　　D. 安装起搏器

11. 下列心律失常中,属于冲动传导异常的是：　　　　　　　　　（　　）

    A. 逸搏　　　　　　　　　　　　　B. 心房扑动

    C. 阵发性心动过速　　　　　　　　D. 预激综合征

12. PTCA是指：　　　　　　　　　　　　　　　　　　　　　　（　　）

    A. 冠状动脉造影术　　　　　　　　B. 心腔造影

    C. 经皮腔内冠状动脉成形术　　　　D. 冠状动脉搭桥术

13. 王女士,64岁,冠心病,PTCA术后压迫伤口时突然出现面色苍白、出冷
汗、血压下降、心率减慢,该患者最有可能是发生了：　　　　　（　　）

    A. 心源性休克　　　　　　　　　　B. 心力衰竭

    C. 血管迷走反射　　　　　　　　　D. Ⅲ度房室传导阻滞

14. 发生血管迷走反射时的首选药物是：　　　　　　　　　　　　（　　）

    A. 阿托品　　　　　　　　　　　　B. 多巴胺

    C. 肾上腺素　　　　　　　　　　　D. 利多卡因

15. 永久起搏器安装术后术侧上肢至少多长时间方可上抬：　　　　（　　）

    A. 2个月　　　　　　　　　　　　B. 3个月

    C. 4个月　　　　　　　　　　　　D. 6个月

(二) 多项选择题

16. 心肌梗死与心绞痛病人胸痛的主要区别在于： （   ）

    A. 胸痛的程度   B. 胸痛的放射性

    C. 胸痛的时间   D. 胸痛的诱因

    E. 胸痛的部位

17. 感染性心内膜炎病人的临床特点包括： （   ）

    A. 发热   B. 心脏杂音

    C. 心力衰竭   D. 周围血管栓塞

    E. 血培养阳性

18. 符合急性心力衰竭临床表现的是： （   ）

    A. 突发呼吸困难   B. 咳粉红色泡沫样痰

    C. 强迫坐位   D. 心率缓慢

    E. 两肺闻及湿啰音

19. 典型的心肌梗死心电图改变有： （   ）

    A. 异常宽而深的 Q 波   B. T 波高尖

    C. ST 段弓背向上抬高   D. T 波倒置

    E. QRS 波宽大畸形

20. 下列哪些护理措施适用于心肌梗死病人： （   ）

    A. 前 1～3 天绝对卧床休息

    B. 所有病人第 2 周都需试着下床活动

    C. 发病第一天给予高蛋白、高热量软食

    D. 少量多餐,不宜过饱

    E. 发病最初几日给予持续吸氧

21. 下列高血压病人的饮食指导哪些是正确的： （   ）

    A. 增加动物内脏、蛋黄的摄入

    B. 增加高蛋白、高热量食物的摄入

    C. 增加粗纤维蔬菜、水果的摄入

    D. 控制盐的摄入,减轻体重

    E. 戒烟、控制饮酒

22. 电复律适用于下列哪些疾病： （   ）

    A. 心房颤动   B. 心房扑动

    C. 室上性心动过速   D. 房性早搏

    E. 室颤

23. 安装起搏器后的病人不宜接受的检查与治疗有： （　　）
    A. X 线透视　　　　　　　　B. B 超检查
    C. 核磁共振检查　　　　　　D. 起搏器部位除颤
    E. 胸部磁疗仪理疗

24. 安装起搏器后的病人发生下列哪些情况提示起搏器有故障,需及时到医院就诊： （　　）
    A. 没开启起搏器滞后功能,脉率高于设置起搏频率
    B. 没开启起搏器滞后功能,脉率低于设置起搏频率
    C. 开启起搏器滞后功能,脉率低于设置起搏频率 5 次/分
    D. 接触强磁场感觉头晕、胸闷,离开后症状消失
    E. 安静状态出现头晕、胸闷

25. 射频消融术后病人常见的并发症包括： （　　）
    A. 心脏压塞　　　　　　　　B. 房室传导阻滞
    C. 气胸　　　　　　　　　　D. 血栓形成
    E. 局部伤口出血、血肿

26. 病毒性心肌炎病人健康教育内容正确的是： （　　）
    A. 急性期应安静卧床休息
    B. 高蛋白、高维生素饮食
    C. 病情稳定后一个月方可恢复重体力工作
    D. 避免呼吸道感染
    E. 学会自我监测脉率、脉搏节律的方法

习　题　答　案

☞单项选择题
1. A　　2. C　　3. B　　4. D　　5. D　　6. B　　7. C
8. D　　9. C　　10. C　　11. D　　12. C　　13. C　　14. A
15. B

☞多项选择题
16. ACD　　17. ABDE　　18. ABCE　　19. ACD
20. ADE　　21. CDE　　22. ABC　　23. CDE
24. BE　　25. ABCDE　　26. ABDE

（田金萍）

三、消化科

(一) 单项选择题

1. 下列不属于消化道内镜检查并发症的是：　　　　　　　　　（　　）
   A. 消化道出血　　　　　　　　B. 消化道损伤
   C. 炎症　　　　　　　　　　　D. 喉头及支气管痉挛

2. 有关胃镜检查术前准备的描述,错误的是：　　　　　　　　（　　）
   A. 检查前禁食、禁水 6 小时
   B. 检查前 24 小时内避免做消化道钡剂透视
   C. 幽门梗阻病人禁食 24 小时
   D. 取左侧卧位

3. 消化道内支架放置术后几小时可进食：　　　　　　　　　　（　　）
   A. 0 小时　　　　　　　　　　B. 2 小时
   C. 6 小时　　　　　　　　　　D. 12 小时

4. 纤维结肠镜术前何时行清洁灌肠对检查效果最佳：　　　　　（　　）
   A. 前 1 天晚餐后　　　　　　　B. 术前 8 小时
   C. 术前 4 小时　　　　　　　　D. 术前 1 小时

5. 根据内镜发展历史,胶囊式内镜属于：　　　　　　　　　　（　　）
   A. 第二代内镜　　　　　　　　B. 第三代内镜
   C. 第四代内镜　　　　　　　　D. 第五代内镜

6. ERCP 中文指：　　　　　　　　　　　　　　　　　　　　（　　）
   A. 十二指肠造影　　　　　　　B. 胰管造影
   C. 胆道造影　　　　　　　　　D. 胰胆管造影

7. 黄疸是由于血液中哪种物质升高引起的：　　　　　　　　　（　　）
   A. 胆红素　　　　　　　　　　B. 胆绿素
   C. 血清转氨酶　　　　　　　　D. 碱性磷酸酶

8. 下列不作为慢性胆囊炎健康教育内容的是：　　　　　　　　（　　）
   A. 平时饮食清淡易消化　　　　B. 避免暴饮、暴食
   C. 戒烟　　　　　　　　　　　D. 急性发作期禁食

9. 食管内支架术后病人宜采取的体位是：　　　　　　　　　　（　　）
   A. 平卧位　　　　　　　　　　B. 侧卧位
   C. 端坐位　　　　　　　　　　D. 床头抬高 5～10 cm

10. 溃疡病人使用的奥美拉唑属于：　　　　　　　　　　　　　（　　）
    A. H_2 受体拮抗剂　　　　　　　　B. 质子泵抑制剂
    C. 碱性抗酸药　　　　　　　　　　D. 黏膜保护剂

11. 遵医嘱指导消化道溃疡病人进半流质饮食，下列适宜的是：　（　　）
    A. 牛奶　　　　　　　　　　　　　B. 豆浆
    C. 米汤　　　　　　　　　　　　　D. 蒸蛋

12. 消化道大出血是指患者数小时内失去循环血容量的多少以上：（　　）
    A. 10%　　　　　　　　　　　　　B. 15%
    C. 20%　　　　　　　　　　　　　D. 40%

13. 一位怀疑消化道出血病人，现大便外观颜色正常，大便隐血试验阳性，提
    示每日出血量大于：　　　　　　　　　　　　　　　　　　　（　　）
    A. 5～10 ml　　　　　　　　　　　B. 10～20 ml
    C. 30 ml　　　　　　　　　　　　D. 50 ml

14. 肝硬化所致的食管胃底静脉破裂出血病人开始进食的时间应为出血停止
    后：　　　　　　　　　　　　　　　　　　　　　　　　　　（　　）
    A. 12 小时　　　　　　　　　　　B. 24 小时
    C. 48～72 小时　　　　　　　　　D. 72 小时以上

15. 应用双气囊三腔管压迫止血每次放气的时间为：　　　　　　（　　）
    A. 5 分钟　　　　　　　　　　　　B. 10～15 分钟
    C. 20～30 分钟　　　　　　　　　D. 30 分钟以上

16. 碱性抗酸药的服药时间为：　　　　　　　　　　　　　　　（　　）
    A. 餐前半小时　　　　　　　　　　B. 餐后半小时
    C. 餐前 1 小时　　　　　　　　　　D. 餐后 1 小时

17. 急性胰腺炎最基本的治疗措施是：　　　　　　　　　　　　（　　）
    A. 抗生素　　　　　　　　　　　　B. 手术治疗
    C. 禁食补液　　　　　　　　　　　D. 糖皮质激素

（二）多项选择题

18. 消化道内镜应用的绝对禁忌证有：　　　　　　　　　　　　（　　）
    A. 严重心肺疾患病人
    B. 不合作的精神病病人
    C. 消化道出血病人，血压不平稳
    D. 有出血倾向，血红蛋白低于 50 g/L 者
    E. 口腔、咽喉、食管等急性炎症病人

19. 下列胃镜检查术前及术后注意事项正确的是：　　　　　　　（　　）

    A. 术前做好解释工作,争取病人配合

    B. 检查前禁食、禁饮至少 6 小时

    C. 检查结束后嘱病人静卧休息,12 小时后方可进食

    D. 做活检及细胞刷取样者,术后当日进流质,次日进软食

    E. 术后病人咽喉部不适者,可口含润喉片或漱口液含漱

20. 消化道内支架术按支架材料分类的有：　　　　　　　　　（　　）

    A. 乳胶橡胶支架术　　　　　　　　B. 硅胶支架术

    C. 塑料支架术　　　　　　　　　　D. 胆道内支架术

    E. 记忆合金内支架术

21. 纤维结肠镜术前准备包括：　　　　　　　　　　　　　　（　　）

    A. 术前做好解释工作,争取病人配合

    B. 术前一晚充分睡眠

    C. 检查前 2 天进低脂、细软少渣半流质饮食

    D. 检查前一天晚餐后口服导泻液

    E. 术前 1 小时用温水 800～1000 ml 清洁灌肠

22. 胶囊式内镜检查期间的注意事项包括：　　　　　　　　　（　　）

    A. 检查前 12 小时禁食、禁饮

    B. 胶囊在体内期间不得进食

    C. 检查全过程中禁烟

    D. 腹部毛发浓密者在检查前需剃除

    E. 同时行胶囊内镜检查的病人避免相互靠近

23. 胰胆管造影(ERCP)的术后并发症有：　　　　　　　　　（　　）

    A. 腹痛　　　　　　B. 穿孔　　　　　　C. 急性胰腺炎

    D. 化脓性胆管炎　　E. 肠粘连

24. 黄疸的护理要点包括：　　　　　　　　　　　　　　　　（　　）

    A. 密切观察皮肤色泽及尿、粪颜色的变化

    B. 协助病人用碱性肥皂清洁皮肤

    C. 衣服宜宽大、柔软

    D. 剪短病人的手指甲,防止抓伤皮肤

    E. 遵医嘱使用抗组胺药

25. 慢性胆囊炎、胆石症的健康教育内容包括：　　　　　　　（　　）

    A. 讲解疾病的发生、发展、转归及预后

    B. 进行合理的饮食指导

C. 急性发作期卧床休息

D. 缓解期避免过度劳累

E. 指导病人掌握病情观察要点:腹痛、肌紧张、发热、黄疸

26. 慢性胃炎的预防措施包括: （ ）

    A. 戒烟酒　　　　　　　B. 消除胆汁反流　　　　　C. 卧床休息

    D. 避免对胃有刺激的食物及药物

    E. 积极治疗口腔和咽喉部慢性疾病

27. 消化性溃疡的治疗原则有: （ ）

    A. 消除病因　　　　　　B. 缓解疼痛　　　　　　　C. 促进愈合

    D. 防止复发　　　　　　E. 避免并发症

28. 消化性溃疡病人饮食指导包括: （ ）

    A. 适量饮酒　　　　　　B. 少食多餐　　　　　　　C. 清淡为主

    D. 避免过冷过热　　　　E. 鼓励制定饮食计划

29. 下列哪些部位的出血属于上消化道出血: （ ）

    A. 食管　　　　　　　　B. 胃　　　　　　　　　　C. 十二指肠

    D. 胰腺　　　　　　　　E. 胆道

30. 消化道出血病人出血量的评估,正确的是: （ ）

    A. 出现黑便表明出血量在 50～70 ml 以上

    B. 胃内积血量超过 100 ml 时,可引起呕血

    C. 一次出血量在 400 ml 以下时,一般不引起全身症状

    D. 中等量出血指出血量在 500～1000 ml

    E. 大出血指出血量超过 1000 ml

31. 消化道出血病人的护理措施包括: （ ）

    A. 取端坐位,防止窒息

    B. 注意心理护理

    C. 积极补充血容量

    D. 严密观察病人的神志、生命体征、每小时尿量

    E. 配合医生有效止血

32. 应用双气囊三腔管压迫止血的护理措施正确的有: （ ）

    A. 初次压迫可维持 6～12 小时

    B. 每隔 8 小时放气一次

    C. 放气次序为先食管囊后胃囊

    D. 双气囊三腔管一般留置时间为 24～72 小时

    E. 出血停止 24 小时即可拔管

33. 肝硬化腹水的护理措施有: （ ）
   A. 取平卧位,头偏向一侧
   B. 给予足量蛋白质、富含维生素饮食
   C. 限制钠、水摄入
   D. 观察精神状况、生命体征
   E. 遵医嘱执行利尿治疗
34. 肝硬化失代偿期病人常见的临床表现有: （ ）
   A. 腹水　　　　　　　B. 肝掌　　　　　　　C. 食欲减退
   C. 蜘蛛痣　　　　　　E. 脾功能亢进
35. 肝性脑病的主要表现有: （ ）
   A. 高热　　　　　　　B. 意识障碍　　　　　C. 腹痛
   D. 行为失常　　　　　E. 昏迷
36. 急性胰腺炎的临床表现有: （ ）
   A. 急性腹痛　　　　　B. 发热　　　　　　　C. 恶心
   D. 呕吐　　　　　　　E. 血和尿淀粉酶升高
37. 急性胰腺炎的预防措施有: （ ）
   A. 避免暴饮暴食　　　B. 戒烟戒酒　　　　　C. 避免高脂饮食
   D. 监测体温　　　　　E. 积极治疗胆囊炎、胆石症

习　题　答　案

☞单项选择题
1. C　　2. C　　3. B　　4. D　　5. C　　6. D　　7. A
8. C　　9. D　　10. B　　11. D　　12. C　　13. A　　14. C
15. C　　16. D　　17. C
☞多项选择题
18. ABE　　19. ABDE　　20. ABCE　　21. ABCDE
22. ACDE　　23. ABCD　　24. ACDE　　25. ABCDE
26. ABDE　　27. ABCDE　　28. BCDE　　29. ABCDE
30. ACDE　　31. BCDE　　32. ACD　　33. BCDE
34. ABCDE　　35. BDE　　36. ABCDE　　37. ABCE

（濮益琴）

四、肾 科

（一）单项选择题

1. 慢性肾炎的治疗目的是： （　）
   A. 防止或延缓肾功能进行性减退　　B. 促进痊愈
   C. 防止并发症　　　　　　　　　　D. 减轻肾脏负担

2. 确定肾小球疾病病理类型和病变程度的必要检查是： （　）
   A. 血尿素氮、肌酐　　　　　　　　B. 肾图
   C. B超　　　　　　　　　　　　　D. 肾活检

3. 肾小球滤过率(GFR)小于多少时需限制蛋白质摄入： （　）
   A. 80 ml/min　　　　　　　　　　B. 60 ml/min
   C. 120 ml/min　　　　　　　　　　D. 50 ml/min

4. 内生肌酐清除率(Ccr)的正常值为： （　）
   A. 80～120 ml/min　　　　　　　　B. ＞120 ml/min
   C. ＜80 ml/min　　　　　　　　　　D. ＜50 ml/min

5. 肾病综合征病人24小时尿蛋白定量常为： （　）
   A. ＞2.5 g/d　　　　　　　　　　　B. ＞3.5 g/d
   C. 150 mg/d　　　　　　　　　　　D. ＜1.5 g/d

6. 肾病综合征病人血浆清蛋白值常为： （　）
   A. ＜30 g/L　　　　　　　　　　　B. ＞30 g/L
   C. ＜40 g/L　　　　　　　　　　　D. ＜45 g/L

7. 肾病综合征严重水肿病人起身应慢，以防止： （　）
   A. 体位性低血压　　　　　　　　　B. 高血压
   C. 坠床　　　　　　　　　　　　　D. 皮肤损伤

8. 肾病综合征病人出现尿量小于400 ml/d,应警惕： （　）
   A. 急性肾衰竭　　　　　　　　　　B. 慢性肾衰竭
   C. 肾前性少尿　　　　　　　　　　D. 尿潴留

9. 肾病综合征病人出现下肢肿痛伴皮肤温度降低,应高度怀疑： （　）
   A. 下肢静脉曲张　　　　　　　　　B. 间歇性脉管炎
   C. 体位不当　　　　　　　　　　　D. 下肢静脉血栓

10. 肾病综合征严重水肿病人禁忌： （　）
    A. 静脉穿刺　　　　　　　　　　　B. 肌内注射
    C. 口服补液　　　　　　　　　　　D. 翻身

11. 最简便有效的预防尿路感染的方法是： （ ）
   A. 多饮水（>2500 ml/d），勤排尿　B. 口服抗生素
   C. 休息　　　　　　　　　　　　D. 碱化尿液

12. 急性肾衰竭病人补液量应为： （ ）
   A. 1000 ml/d
   B. 前一日出液量+500 ml（基础补液量）
   C. 前一日出液量+1000 ml
   D. 500 ml/d

13. 急性肾衰竭病人未接受透析治疗时蛋白质摄入量应为： （ ）
   A. 0.5 g/(kg·d)　　　　　　　B. 1.1 g/(kg·d)
   C. 0.8 g/(kg·d)　　　　　　　D. 1.0 g/(kg·d)

14. 急性肾衰竭病人接受血液透析治疗时蛋白质摄入量应为： （ ）
   A. 0.5 g/(kg·d)　　　　　　　B. 1.0~1.2 g/(kg·d)
   C. 1.2~1.3 g/(kg·d)　　　　　D. 0.8 g/(kg·d)

15. 急性肾衰竭病人每日饮食中所提供的热量应为： （ ）
   A. >126 kJ/(kg·d)　　　　　　B. >146 kJ/(kg·d)
   C. >1500 kcal/d　　　　　　　D. >100 kJ/(kg·d)

16. 肾衰竭病人血压 150/100 mmHg，此时饮食中盐的摄入应为： （ ）
   A. 低盐或无盐饮食　　　　　　B. 不必限制盐摄入
   C. 6~8 g/d　　　　　　　　　D. 4~6 g/d

17. 慢性肾衰病人要求热能供应充足，每日应摄入： （ ）
   A. 2000~2500 kcal　　　　　　B. 1500 kcal
   C. 3000 kcal　　　　　　　　　D. 1000 kcal

18. 慢性肾衰病人出现下列情况时应限制含钾饮食摄入： （ ）
   A. 血钾升高　　　　　　　　　B. 血钾正常
   C. 使用排钾利尿剂时　　　　　D. 尿量增加（>1000 ml/d）

19. 慢性肾衰竭病人的内生肌酐清除率(Ccr)为多少时提示已进入尿毒症期：
   （ ）
   A. <10 ml/min　　　　　　　　B. <20 ml/min
   C. <25 ml/min　　　　　　　　D. <50 ml/min

20. 慢性肾衰竭病人血肌酐为多少时提示进入尿毒症期： （ ）
   A. 491 μmol/L　　　　　　　B. 178 μmol/L
   C. 560 μmol/L　　　　　　　D. 707 μmol/L

21. 尿毒症行血液透析病人要严格控制体重增加,两次透析间期体重增加不
    应超过: ( )
    A. 2.5 kg   B. 4 kg   C. 1 kg   D. 0.5 kg
22. 腹膜透析中用来清除体内代谢产物和多余水分的透析膜是: ( )
    A. 人工合成聚砜膜   B. 铜胺膜
    C. 腹膜   D. 小肠黏膜
23. 尿毒症接受腹膜透析的病人优质蛋白的摄入量应为: ( )
    A. 1.2~1.3 g/(kg·d)   B. 1.0~1.1 g/(kg·d)
    C. 0.8 g/(kg·d)   D. 0.5 g/(kg·d)

(二) 多项选择题

24. 慢性肾炎病人的饮食应为: ( )
    A. 高蛋白   B. 低蛋白   C. 优质蛋白
    D. 低磷   E. 高磷
25. 可引起肾小球硬化的饮食为: ( )
    A. 高蛋白   B. 低蛋白   C. 高磷
    D. 低磷   E. 丰富维生素
26. 优质低蛋白、低磷饮食的作用为: ( )
    A. 减轻肾小球内高压、高滤过、高灌注状态
    B. 延缓肾小球硬化
    C. 减轻肾脏负担
    D. 防止或延缓肾功能减退
    E. 促进肾功能的恢复
27. 肾活检的临床意义有: ( )
    A. 明确诊断   B. 指导临床治疗
    C. 监测疾病进展情况   D. 较为准确地评价预后
    E. 确定肾小球疾病病理类型和病变程度
28. 优质低蛋白饮食的作用为: ( )
    A. 降低血尿素氮(BUN)   B. 减轻尿毒症症状
    C. 降低血磷   D. 减轻酸中毒
    E. 减轻肾脏负担
29. 肾病综合征共同的临床特征为: ( )
    A. 大量蛋白尿(尿蛋白定量>3.5 g/d)
    B. 低蛋白血症(血浆清蛋白<30 g/L)

  C. 水肿   D. 高脂血症   E. 尿量减少

30. 肾病综合征病人可出现下列哪些并发症：   （ ）

  A. 急性肾衰竭   B. 静脉血栓   C. 继发感染

  D. 高脂血症   E. 水肿

31. 肾病综合征病人抵抗力差，易发生下列哪些感染：   （ ）

  A. 皮肤感染   B. 泌尿道感染   C. 呼吸道感染

  D. 消化道感染   E. 生殖系统感染

32. 肾病综合征病人的饮食应为：   （ ）

  A. 低盐   B. 优质蛋白   C. 适量蛋白

  D. 高蛋白   E. 低脂

33. 肾病综合征病人的护理措施包括：   （ ）

  A. 休息与活动   B. 病情观察   C. 药物治疗护理

  D. 生活护理   E. 健康教育

34. 肾病综合征病人病情变化的监测项目包括：   （ ）

  A. 体重   B. 生命体征   C. 尿量

  D. 尿蛋白定量   E. 肾功能

35. 肾病综合征病人的健康教育包括：   （ ）

  A. 饮食指导   B. 用药指导   C. 适度活动

  D. 防止感染   E. 定期监测、定期随访

36. 尿路感染的主要表现为：   （ ）

  A. 尿频   B. 尿急   C. 尿痛

  D. 排尿不尽   E. 沿尿路走向压痛

37. 尿路感染的易感因素有：   （ ）

  A. 尿路有复杂情况致尿流不畅

  B. 尿路畸形

  C. 机体免疫功能低下

  D. 女性

  E. 导尿，尿路器械检查

38. 尿路感染好发女性的原因为：   （ ）

  A. 尿道短而宽

  B. 尿道接近肛门易感染

  C. 经期、妊娠期、绝经期内分泌激素改变

  D. 性生活机械性损伤尿道黏膜

  E. 女性抵抗力较弱

39. 导致尿流不畅的因素有： （　）
   A. 尿路结石
   B. 尿路异物
   C. 肿瘤压迫
   D. 前列腺肥大
   E. 妊娠综合征

40. 下列易患尿路感染的病人有： （　）
   A. 糖尿病病人
   B. 慢性肝病病人
   C. 肾病病人
   D. 肿瘤病人
   E. 长期应用免疫抑制剂病人

41. 肾盂肾炎病人的健康教育内容包括： （　）
   A. 注意会阴部清洁卫生
   B. 避免劳累,增强抵抗力
   C. 多饮水,勤排尿
   D. 局部有炎症应及时治疗
   E. 与性生活有关的尿路感染,应注意事后排尿并口服有效抗生素预防

42. 急性肾衰竭(ARF)病人需严密观察的内容包括： （　）
   A. 神志、生命体征
   B. 尿量
   C. 肾功能
   D. 电解质
   E. 血 pH 值

43. 急性肾衰竭病人饮食护理包括： （　）
   A. 维持水平衡,量出为入
   B. 予充足热量[>126 kJ/(kg・d)]
   C. 予高生物效价的优质低蛋白饮食,适当补充必需氨基酸
   D. 低钠、低钾饮食
   E. 接受透析病人应予优质高蛋白饮食以补充透析蛋白丢失量

44. 一病人蛇咬伤后出现少尿 2 天应立即检查的指标有： （　）
   A. 生命体征
   B. 肾功能
   C. 电解质
   D. 血 pH 值
   E. 肝功能

45. 下列易致急性肾衰竭发生的因素有： （　）
   A. 使用氨基糖苷类抗生素
   B. 使用大剂量造影剂
   C. 脱水、失血、休克未及时纠正
   D. 接触重金属、工业毒物
   E. 误食、误吸毒物

46. 急性肾衰竭病人健康教育内容有： （　）
   A. 加强营养,增强体质,适当锻炼
   B. 注意个人卫生,保暖,防止受凉
   C. 避免妊娠、手术、外伤
   D. 定期门诊随访
   E. 定期监测肾功能、尿量

47. 肾衰竭病人防止水中毒的护理措施包括：　　　　　　　　（　　）

    A. 严格限制水、钠摄入，维持水平衡

    B. 对症护理，观察药物疗效、不良反应

    C. 严密观察病情变化，有无出现水中毒症状

    D. 健康教育

    E. 掌握透析指征，及时解除水过多症状

48. 肾衰竭病人出现下列哪些表现应警惕水中毒：　　　　　　（　　）

    A. 高血压　　　　　　　B. 胸闷　　　　　　　C. 头痛

    D. 气促　　　　　　　　E. 心悸

49. 肾衰竭病人防止水中毒的健康教育包括：　　　　　　　　（　　）

    A. 让病人及家属了解水过多的原因

    B. 告诉其水过多的症状

    C. 告之水过多的危害性

    D. 告之限制水、钠摄入的重要性

    E. 介绍其他病友水过多的例子

50. 慢性肾衰病人限制含钾饮食摄入的情况有：　　　　　　　（　　）

    A. 血钾升高　　　　　　　　　B. 血钾正常

    C. 尿量减少（<1000 ml/d）　　D. 尿量增多（>1000 ml/d）

    E. 便秘

51. 慢性肾衰竭病人需限制含钾高的饮食摄入，如：　　　　　（　　）

    A. 紫菜　　　　　　　　B. 蘑菇　　　　　　　C. 干枣

    D. 油菜　　　　　　　　E. 马铃薯

52. 慢性肾衰病人需限制含磷高的饮食摄入，如：　　　　　　（　　）

    A. 动物内脏　　　　　　B. 肉类　　　　　　　C. 蛋黄

    D. 肉汤　　　　　　　　E. 包菜

53. 慢性肾衰病人的饮食治疗原则有：　　　　　　　　　　　（　　）

    A. 热能摄入应充足

    B. 限制膳食中蛋白质的摄入量，其中 50%～70%为优质蛋白质

    C. 膳食中无机盐的供给要随病情的变化而及时调整

    D. 补钙限磷

    E. 尿量每天低于 1000 ml 时应适当限制饮水量及食物中的水分

54. 给尿毒症病人实施饮食护理时应给予：　　　　　　　　　（　　）

    A. 充足热量饮食　　　　B. 优质蛋白　　　　　C. 低盐饮食

    D. 低脂饮食　　　　　　E. 低磷低钾饮食

55. 尿毒症病人护理要点包括: （　　）
　　A. 密切观察病情变化　　B. 用药护理　　　　C. 饮食护理
　　D. 生活护理　　　　　　E. 血管保护

56. 血液透析是通过下列哪些方式来清除毒素的: （　　）
　　A. 吸附　　　　　　　　B. 弥散　　　　　　C. 对流
　　D. 超滤　　　　　　　　E. 渗透

57. 血液透析是通过下列哪些方式来清除体内多余水分的: （　　）
　　A. 对流　　　　　　　　B. 弥散　　　　　　C. 吸附
　　D. 渗透　　　　　　　　E. 超滤

58. 血液透析是利用半透膜原理,凭借透析膜两侧哪些梯度变化达到水电解
　　质酸碱平衡的: （　　）
　　A. 溶质梯度　　　　　　B. 渗透梯度　　　　C. 水压梯度
　　D. 酸碱梯度　　　　　　E. 温度梯度

59. 进行血液透析前护士应做好下列哪些准备: （　　）
　　A. 透析设备　　　　　　B. 透析药品　　　　C. 病人血管通路
　　D. 透析病人营养状况　　E. 病人心理状况

60. 血液透析过程中,护士应观察的内容包括: （　　）
　　A. 病人生命体征　　　　B. 血流量　　　　　C. 血路压力
　　D. 透析液流量、温度、浓度、压力等指标
　　E. 机器的运转状况

61. 血液透析过程中,护士应注意发现下列哪些并发症并及时处理: （　　）
　　A. 低血压　　　　　　　B. 失衡综合征　　　C. 致热原反应
　　D. 出血　　　　　　　　E. 腹膜炎

62. 血液透析结束时护士应实施的护理措施有: （　　）
　　A. 测量生命体征　　　　　　　B. 留取血生化做检查
　　C. 缓慢回血　　　　　　　　　D. 压迫穿刺点至不出血
　　E. 留尿送检

63. 腹膜透析病人要维持良好的水平衡,应监测的指标有: （　　）
　　A. 体重　　　　　　　　B. 血压　　　　　　C. 尿量
　　D. 腹透出液量　　　　　E. 腹透入液量

64. 腹膜透析病人常见的并发症有: （　　）
　　A. 腹膜透析管堵管　　　B. 腹痛　　　　　　C. 腹膜炎
　　D. 引流不畅　　　　　　E. 低蛋白血症

65. 腹膜透析病人的护理要点有 （　　）

    A. 严格无菌技术操作,防止感染发生

    B. 饮食护理

    C. 维持水平衡

    D. 常见并发症的观察和处理

    E. 健康教育和心理护理

习 题 答 案

☞单项选择题

1. A 2. D 3. D 4. A 5. B 6. A 7. A

8. A 9. D 10. B 11. A 12. B 13. A 14. B

15. A 16. A 17. A 18. A 19. A 20. D 21. A

22. C 23. A

☞多项选择题

24. BCD 25. AC 26. ABCD 27. ABCDE

28. ABCDE 29. ABCD 30. ABC 31. ABCDE

32. ABCE 33. ABCDE 34. ABCDE 35. ABCDE

36. ABCDE 37. ABCDE 38. ABCD 39. ABCDE

40. ABCDE 41. ABCDE 42. ABCDE 43. ABCDE

44. ABCD 45. ABCDE 46. ABCDE 47. ABCDE

48. ABCDE 49. ABCDE 50. AC 51. ABCDE

52. ABCD 53. ABCDE 54. ABCDE 55. ABCDE

56. ABC 57. DE 58. ABC 59. ABCDE

60. ABCDE 61. ABCD 62. ABCD 63. ABCDE

64. ABCD 65. ABCDE

（赵奕华）

五、血液科

(一) 单项选择题

1. 缺铁性贫血属于哪一类贫血： （　　）
   - A. 正细胞正色素性
   - B. 大细胞低色素性
   - C. 小细胞正色素性
   - D. 小细胞低色素性

2. 服用铁剂的最佳时间是： （　　）
   - A. 餐前
   - B. 餐中
   - C. 两餐之间
   - D. 临睡前

3. 造成再生障碍性贫血的最主要原因是： （　　）
   - A. 造血原料不足
   - B. 长期营养不良
   - C. 脾功能亢进
   - D. 骨髓造血功能衰竭

4. 过敏性紫癜的分型不包括下列哪一型： （　　）
   - A. 休克型
   - B. 紫癜型
   - C. 腹型
   - D. 关节型

5. 原发性血小板减少性紫癜的发病机理为： （　　）
   - A. 机体产生血小板抗体
   - B. 骨髓造血功能紊乱
   - C. 毛细血管变态反应性疾病
   - D. 凝血因子缺乏

6. 粒细胞缺乏症是指外周血中性粒细胞绝对值低于： （　　）
   - A. $2.0 \times 10^9/L$
   - B. $1.5 \times 10^9/L$
   - C. $1.0 \times 10^9/L$
   - D. $0.5 \times 10^9/L$

7. 急性白血病引起的贫血最主要的原因是： （　　）
   - A. 红细胞寿命缩短
   - B. 造血原料不足
   - C. 骨髓造血功能衰竭
   - D. 正常红细胞生成受抑制

8. 急性白血病病人主要治疗手段一般不包括下列哪一项： （　　）
   - A. 一般治疗
   - B. 化学治疗
   - C. 造血干细胞移植
   - D. 放疗

9. 多发性骨髓瘤是由于下列哪种细胞异常增生引起的： （　　）
   - A. 红细胞
   - B. 粒细胞
   - C. 浆细胞
   - D. 淋巴细胞

10. 确诊淋巴瘤的最主要依据是： （　　）
    - A. 脾肿大
    - B. 淋巴结活检
    - C. 无痛性淋巴结肿大
    - D. 贫血、出血、发热

11. 与血友病病人血液检查结果最相符的一项是： （　　）
    A. 血小板计数减少　　　　　　B. 出血时间延长
    C. 凝血时间延长　　　　　　　D. 毛细血管脆性增加

(二) 多项选择题

12. 血液病病人的主要临床表现有： （　　）
    A. 贫血　　　　　　　　B. 出血　　　　　　　C. 感染
    D. 肝脾淋巴结肿大　　　E. 骨关节痛

13. 下列可作为造血干细胞移植适应证的疾病有： （　　）
    A. 白血病　　　　　　　B. 淋巴瘤　　　　　　C. 乳腺癌
    D. 慢性再障　　　　　　E. 系统性红斑狼疮

14. 回输造血干细胞的护理措施包括： （　　）
    A. 备好急救器材
    B. 用输血器输注
    C. 以病人能耐受的最快速度回输
    D. 监测尿色、尿量
    E. 观察有无脂肪栓塞的征兆

15. 贫血按病因及发病机理可分为： （　　）
    A. 红细胞生成减少　　　　　　B. 红细胞破坏过多
    C. 急慢性失血　　　　　　　　D. 大细胞性贫血
    E. 小细胞性贫血

16. 缺铁性贫血病人补铁的注意事项包括： （　　）
    A. 口服铁剂避免与牙齿接触　　B. 与乳制品同服促进吸收
    C. 不宜与浓茶同服　　　　　　D. 宜浅部肌内注射
    E. 经常更换注射部位

17. 有关再生障碍性贫血的叙述,正确的有： （　　）
    A. 易并发感染　　　　　　　　B. 出血往往是慢性再障的首发表现
    C. 重型再障呈进行性贫血　　　D. 造血干细胞受损
    E. 外周全血细胞减少

18. 过敏性紫癜病人的护理措施包括： （　　）
    A. 注意休息,防寒保暖　　　　B. 紫癜型的病人勿抓挠、刺激皮肤
    C. 关节型的病人肢体抬高制动　D. 热敷肿胀的关节
    E. 消化道出血严重者暂禁食

19. 原发性血小板减少性紫癜病人的护理要点为：   （   ）

    A. 加强出血观察

    B. 长期使用糖皮质激素需要监测血压、血糖

    C. 保持大便通畅

    D. 限制活动,避免创伤

    E. 避免使用水杨酸类药物

20. 粒细胞缺乏症的临床表现有：   （   ）

    A. 头痛困倦   B. 畏寒、高热

    C. 全身关节疼痛   D. 黏膜坏死性溃疡

    E. 感染

21. 有关白血病的叙述,正确的有：   （   ）

    A. 贫血   B. 发热   C. 出血

    D. 可浸润全身各组织脏器   E. 正常造血不受影响

22. 急性白血病化疗可分为下列哪几个阶段：   （   ）

    A. 联合化疗期   B. 诱导缓解期   C. 巩固强化期

    D. 维持治疗期   E. 一般治疗期

23. 多发性骨髓瘤病人的护理要点有：   （   ）

    A. 观察骨痛的部位及程度

    B. 睡硬板床

    C. 观察感染、出血、贫血的症状

    D. 肾功能不全的病人给予低钠、优质高蛋白饮食

    E. 建议病人多饮水

24. 有关恶性淋巴瘤叙述,正确的是：   （   ）

    A. 是一组起源于淋巴结或其他淋巴组织的恶性肿瘤

    B. 可产生上腔静脉压迫综合征

    C. 病人可有发热、盗汗、消瘦、乏力

    D. 由于肿瘤压迫可产生肠梗阻

    E. 浸润脏器可有肝、脾肿大

25. 血友病病人的护理要点包括：   （   ）

    A. 关节腔有出血者局部热敷,促进血肿吸收

    B. 出血停止、肿胀消退后注意功能锻炼

    C. 禁止重体力劳动

    D. 保持口腔清洁,避免拔牙

    E. 加强心理支持和疏导

习 题 答 案

☞单项选择题

1. D   2. B   3. D   4. A   5. A   6. D   7. D   8. D

9. C   10. B   11. C

☞多项选择题

12. ABCDE   13. ABCE   14. ACDE   15. ABC   16. ACE

17. ACDE   18. ABCE   19. ABCDE   20. ABCDE   21. ABCD

22. BCD   23. ABCE   24. ABCDE   25. BCDE

(濮益琴)

六、内分泌科

(一) 单项选择题

1. 下列有关糖尿病概念的叙述,错误的是: (   )

   A. 是一种常见的内分泌代谢疾病

   B. 以慢性高血糖为特征的代谢紊乱

   C. 除碳水化合物外,很少有蛋白质、脂肪代谢异常

   D. 此病可引起多系统损害,如眼、肾、神经、大血管等的慢性进行性病变

2. 糖尿病诊断标准中空腹血浆葡萄糖应为: (   )

   A. ≥7.0 mmol/L   B. ≥6.8 mmol/L

   C. ≥8.0 mmol/L   D. ≥11.1 mmol/L

3. 诊断糖尿病的随机血浆葡萄糖标准为: (   )

   A. ≥7.0 mmol/L   B. ≥6.8 mmol/L

   C. ≥8.0 mmol/L   D. ≥11.1 mmol/L

4. 下列有关糖尿病的诊断标准,错误的是: (   )

   A. 有糖尿病症状,且空腹血浆葡萄糖超过 7.0 mmol/L(126 mg/dl),症状
      不典型者,需另一天再次证实

   B. 有糖尿病症状,且随机血浆葡萄糖超过 11.1 mmol/L(200 mg/dl),症
      状不典型者,需另一天再次证实

   C. 空腹血浆葡萄糖低于 7.0 mmol/L,疑有糖尿病者接受口服葡萄糖耐量试
      验(OGTT),服糖后 2 小时血浆葡萄糖超过 11.1 mmol/L(200 mg/dl)

D. 症状不典型者需做三次以上口服葡萄糖耐量试验(OGTT)

5. 下列何种情况时需做口服葡萄糖耐量试验： （　）

   A. 空腹血浆葡萄糖＞7.0 mmol/L

   B. 随机血浆葡萄糖＞11.1 mmol/L

   C. 6.1 mmol/L＜空腹血浆葡萄糖＜7.0 mmol/L

   D. 空腹血浆葡萄糖＜6.1 mmol/L

6. 有关口服葡萄糖耐量试验(OGTT)的叙述,错误的是： （　）

   A. 可观察空腹及葡萄糖负荷后各时间点血浆葡萄糖动态变化

   B. 可了解机体对葡萄糖的利用和耐受情况

   C. 过夜空腹 8 小时以上,于清晨抽血,测定空腹血浆葡萄糖

   D. 抽血后即饮用含 75 g 葡萄糖溶液,30 分钟饮完

7. 下列有关糖化血红蛋白 A1(GHbA1)的叙述,错误的是： （　）

   A. 是血红蛋白与葡萄糖非酶化结合而成的

   B. 其量与血浆葡萄糖浓度呈正相关,为可逆反应

   C. 有 a、b、c 三种,以 GHbA1c 为主,常写为 HbA1c

   D. 可反映取血前 4～12 周血浆葡萄糖的总水平,是糖尿病控制情况的监测
     指标之一

8. 糖化血红蛋白 A1 的正常值是： （　）

   A. 2%～4%　　　　　　　　　　B. 3%～6%

   C. 4%～7%　　　　　　　　　　D. 5%～10%

9. 有关糖尿病饮食治疗,错误的是： （　）

   A. 饮食治疗是糖尿病综合治疗中最基本的措施

   B. 已服用药物和胰岛素治疗的患者不必进行饮食治疗

   C. 饮食治疗可纠正已发生的代谢紊乱

   D. 饮食治疗可减轻胰岛 B 细胞负荷

10. 糖尿病病人运动宜选择的时间为： （　）

   A. 在外源性胰岛素作用高峰时期运动

   B. 餐后 1～1.5 小时

   C. 空腹

   D. 餐前 1～1.5 小时

11. 正规胰岛素属于： （　）

   A. 超短效胰岛素　　　　　　　　B. 短效胰岛素

   C. 中效胰岛素　　　　　　　　　D. 长效胰岛素

12. 下列有关胰岛素使用注意事项中,错误的是: （　　）

    A. 未开启的胰岛素应冷冻

    B. 预混胰岛素使用前应充分摇匀,如需短效与长效胰岛素混合使用,应先抽吸短效胰岛素后再抽吸长效胰岛素并充分混匀

    C. 可选择上臂、大腿前外侧、臀部、腹部(脐周 5 cm 内不注射)等处皮下注射

    D. 胰岛素注射器及注射笔要合理使用,避免因重复使用而造成局部感染

13. 糖尿病病人运动宜选择中等强度的有氧运动,即指最大氧耗量(VO_{2max})为: （　　）

    A. 30%
                   B. 50%～70%

    C. 70%～80%
         D. 40%

14. 非磺脲类胰岛素促泌剂有: （　　）

    A. 二甲双胍
                B. 格列本脲

    C. 罗格列酮
            D. 瑞格列奈

(二) 多项选择题

15. 口服葡萄糖耐量试验(OGTT)需抽取哪些时间点血液测血浆葡萄糖: （　　）

    A. 清晨空腹时
        B. 服后 30 分钟

    C. 服后 60 分钟
       D. 服后 120 分钟

    E. 服后 180 分钟

16. 糖尿病病人血糖控制的理想目标是: （　　）

    A. 空腹血浆葡萄糖 4.4～6.1 mmol/L

    B. 空腹血浆葡萄糖<7.0 mmol/L

    C. 非空腹血浆葡萄糖 4.4～8.0 mmol/L

    D. 非空腹血浆葡萄糖≤10 mmol/L

    E. 随机血浆葡萄糖<11.1 mmol/L

17. 糖尿病综合治疗应遵循的原则有: （　　）

    A. 早期治疗
          B. 长期治疗

    C. 综合治疗
         D. 治疗措施个体化

    E. 运动治疗

18. 糖尿病综合治疗的策略包括: （　　）

    A. 糖尿病教育及心理治疗
        B. 糖尿病监测

    C. 饮食控制
         D. 运动治疗

    E. 口服药物和胰岛素治疗

19. 糖尿病饮食治疗原则包括： （　　）

   A. 合理控制总热能，热能摄入量以达到或维持理想体重为宜

   B. 平衡膳食，餐次安排合理，选择多样化、营养合理的食物

   C. 限制脂肪摄入量，适量选择优质蛋白质

   D. 放宽对主食类食物的限制，碳水化合物的供给量占总热量的 50%～60%

   E. 无机盐、维生素、膳食纤维要合理充足

20. 糖尿病病人运动治疗的益处有： （　　）

   A. 适当运动有利于减轻体重

   B. 有利于提高胰岛素敏感性

   C. 改善血浆葡萄糖和脂代谢紊乱

   D. 对血管疾病及危险因素有改善作用

   E. 可以不进行饮食治疗

21. 糖尿病病人运动治疗应注意： （　　）

   A. 运动宜在餐后 1～1.5 小时进行

   B. 宜选择中等强度的有氧运动，每周至少 3 次，每次持续 30～45 分钟

   C. 运动过程中加强监测，包括血浆葡萄糖、血压、心率等

   D. 运动中给予充足的饮水，避免出汗过多引起脱水

   E. 运动时随身携带糖尿病急救卡，以备急需

22. 下列有关糖尿病病人运动治疗的叙述，正确的有： （　　）

   A. 运动前后各做 5～10 分钟热身及放松运动

   B. 运动前后注意足部护理

   C. 血浆葡萄糖高于 20 mmol/L 时要加强运动，以降低血糖

   D. 有急性并发症以及严重心、肾、眼部并发症时不宜运动

   E. 在外源性胰岛素作用高峰期运动易致低血糖

23. 口服降糖药分为： （　　）

   A. 磺脲类胰岛素促泌剂　　　　　B. 双胍类口服降糖药

   C. α 葡萄糖苷酶抑制剂　　　　　D. 胰岛素增敏剂

   E. 非磺脲类胰岛素促泌剂

24. 服用口服降糖药的注意事项有： （　　）

   A. 磺脲类药物需餐前半小时服用

   B. 餐时血浆葡萄糖调节剂进餐时服用

   C. 双胍类随餐或餐后服用以减少胃肠道反应

   D. 葡萄糖苷酶抑制剂随进餐第一口嚼服

   E. 已服用口服降糖药即不必严格饮食治疗

25. 下列有关持续皮下胰岛素输注的叙述,正确的有: (   )

    A. 是强化胰岛素治疗的一种方法

    B. 放置速效胰岛素的容器通过导管分别与针头和泵连接,针头置于腹部皮下组织

    C. 用可调程序的微型电子计算机控制胰岛素输注,模拟胰岛素持续基础分泌和进餐时的峰值释放

    D. 胰岛素剂量和脉冲式注射时间可通过计算机程序来控制

    E. Ⅰ型糖尿病和重症Ⅱ型糖尿病为其适应证

26. 糖尿病的急性并发症有: (   )

    A. 酮症酸中毒   B. 糖尿病肾病

    C. 高渗性非酮症糖尿病昏迷   D. 乳酸酸中毒

    E. 感染

27. 糖尿病的慢性并发症有: (   )

    A. 大血管病变   B. 酮症酸中毒

    C. 微血管病变   D. 白内障

    E. 糖尿病足

28. 以下属于糖尿病微血管病变的有: (   )

    A. 糖尿病肾病   B. 糖尿病性视网膜病变

    C. 糖尿病神经病变   D. 青光眼

    E. 间歇性跛行

29. 糖尿病酮症酸中毒的主要特点有: (   )

    A. 高血糖   B. 代谢性酸中毒

    C. 高酮血症   D. 呼吸性酸中毒

    E. 代谢性碱中毒

30. 糖尿病酮症酸中毒时,护士需快速建立两条静脉通道,其用途为: (   )

    A. 快速输入胰岛素,迅速降低血浆葡萄糖

    B. 大量补液

    C. 抗感染

    D. 纠正电解质及酸碱平衡

    E. 每小时 4~6 u 小剂量治疗胰岛素

31. 护理糖尿病酮症酸中毒病人时应尤其注意观察: (   )

    A. 呼吸的气味、深度、频度   B. 血糖变化

    C. 血压、神志、尿量   D. 关节痛

    E. 皮肤有无出血点

32. 糖尿病酮症酸中毒的护理措施中基础护理包括： （ ）
  A. 卧床休息　　　　　　　　B. 保暖
  C. 口腔护理　　　　　　　　D. 预防肺部、泌尿系感染
  E. 预防压疮

33. 甲状腺功能亢进症的主要临床表现有： （ ）
  A. 心动过速　　　　　　　　B. 怕热多汗
  C. 甲状腺肿　　　　　　　　D. 多食消瘦
  E. 突眼

34. 甲状腺功能亢进症病人的饮食应给予： （ ）
  A. 高热量　　　　　　　　　B. 高蛋白
  C. 高维生素　　　　　　　　D. 禁刺激性食物
  E. 忌浓茶咖啡

35. 甲状腺功能亢进症病人药物治疗应注意观察下列哪些不良反应的发生： （ ）
  A. 粒细胞减少　　　　　　　B. 药物疹
  C. 肝功能受损　　　　　　　D. 肾功能受损
  E. 血小板减少

36. 甲状腺功能亢进症需手术治疗的病人术后护理应主要观察下列哪些并发症的发生： （ ）
  A. 局部出血　　　　　　　　B. 甲亢危象
  C. 喉上或喉返神经损伤　　　D. 甲状旁腺受损
  E. 伤口感染

37. 甲状腺功能亢进症病人常有突眼，眼病护理应注意： （ ）
  A. 经常点眼药水，保护眼睑与角膜
  B. 防止干燥、外伤及感染
  C. 外出戴墨镜，避免强光、风沙及灰尘的刺激
  D. 睡眠时头部抬高，减轻眼部肿胀
  E. 突眼异常严重者配合医生做眶内减压术

38. 甲状腺功能亢进症病人放射治疗护理时应注意： （ ）
  A. 服碘后不宜用手按压甲状腺，以免发生甲亢危象
  B. 服药后 2 小时勿吃固体食物，以防呕吐丧失[131]碘
  C. 服药 24 小时避免咳嗽及吐痰，以免流失[131]碘
  D. 鼓励多饮水，每日 2000～3000 ml，至少 2～3 天
  E. 服碘后 3～4 周内应卧床休息

39. 下列有关甲状腺危象的叙述正确的有： （ ）
    A. 甲状腺危象是在甲亢未控制的情况下,由于外界的各种应激因素所致
    B. 甲亢病情突然加剧,出现危及生命的状态
    C. 高热(体温＞39℃)
    D. 心率快,140～240 次/分
    E. 严重者可致嗜睡、谵妄或昏迷

40. 甲状腺危象的预防措施包括： （ ）
    A. 避免精神刺激
    B. 控制感染
    C. 健康教育,不随意停药
    D. 术前充分准备
    E. 预防性应用肾上腺皮质激素

41. 甲状腺危象的抢救措施包括： （ ）
    A. 抑制甲状腺激素的合成与释放
    B. 降低周围组织对甲状腺激素的反应
    C. 应用肾上腺皮质激素
    D. 对症护理:吸氧、物理降温、应用镇静剂
    E. 限制水分摄入

42. 甲状腺功能减退症的主要临床表现有： （ ）
    A. 怕冷少动   B. 记忆力减退、智力低下
    C. 心动过速   D. 肌乏力
    E. 厌食、腹胀、腹泻

43. 甲状腺功能减退症病人的护理措施有： （ ）
    A. 建立正常的排便习惯,防止便秘
    B. 饮食宜低热量、低钠、高蛋白,少量多餐
    C. 告之病人不可随意停药或改变药物剂量
    D. 加强健康教育,告之发病原因及有关注意事项
    E. 服药过程中如出现心律失常、多汗、兴奋等现象,应及时就医,调整药量

44. 甲状腺功能减退症病人健康教育包括： （ ）
    A. 永久性甲状腺功能减退者需终身服药
    B. 避免感染和创伤,注意保暖
    C. 慎用安眠、镇静、止痛药
    D. 应激情况时酌情加药以防止发生黏液性水肿昏迷
    E. 药物引起者应调整剂量或停用

45. 尿崩症的主要症状有： （　　）
    A. 多尿　　　　　　　　B. 低比重尿　　　　　　C. 烦渴
    D. 多饮　　　　　　　　E. 低渗尿

46. 下列有关尿崩症的叙述正确的有： （　　）
    A. 由于抗利尿激素（ADH）严重缺乏或部分缺乏引起
    B. 肾脏对抗利尿激素不敏感致肾小管吸收水的功能障碍
    C. 24 小时尿量可多达 5～10 L，尿比重 1.005 以下
    D. 禁水后尿量仍多，尿比重及渗透压仍低
    E. 禁水后尿量减少，尿比重及渗透压增高

47. 原发性醛固酮增多症的实验室检查特点有： （　　）
    A. 低血钾，一般在 2～3 mmol/L
    B. 高血钠
    C. 碱血症
    D. 尿钾高（>25 mmol/L）
    E. 肾素、血管紧张素Ⅱ、酮固酮增高

48. 原发性醛固酮增多症的临床表现特点有： （　　）
    A. 高血压为最常出现的症状
    B. 肌无力及周期性麻痹、麻木，手足抽搐
    C. 夜尿增多，多发尿路感染
    D. 心电图呈低钾图形
    E. 心律失常

49. 持续皮下胰岛素输注适应证有： （　　）
    A. Ⅰ型糖尿病和重症Ⅱ型糖尿病
    B. 反复发作低血糖的病人
    C. 酮症酸中毒、糖尿病高渗昏迷
    D. 手术和应激状态
    E. 常有"黎明现象"者

50. 糖尿病病人运动过程中要加强监测哪些内容： （　　）
    A. 血糖　　　　　　　　B. 血压　　　　　　　　C. 心率
    D. 体温　　　　　　　　E. 瞳孔

51. 磺脲类胰岛素促泌剂有： （　　）
    A. 格列本脲　　　　　　B. 格列吡嗪　　　　　　C. 阿卡波糖
    D. 瑞格列奈　　　　　　E. 二甲双胍

52. 下列有关胰岛素的使用正确的有： （ ）
 A. 使用中的胰岛素室温(25℃以下)保存不超过 30 天
 B. 使用时严格"三查七对"，查看药品的有效期、外观、剂型、剂量
 C. 如需短效和长效胰岛素混合使用,应先抽吸长效胰岛素后抽吸短效胰岛素并充分混匀
 D. 应避免选择运动肢体处注射,以免吸收过快
 E. 加强病人的健康教育及心理疏导,重视血糖监测,教会病人低血糖的预防及自救

53. 甲状腺功能减退症的病人饮食应予： （ ）
 A. 高热量　　　　　B. 低钠　　　　　　　C. 高蛋白
 D. 低热量　　　　　E. 少量多餐

54. 尿崩症病人给予禁水试验时应出现： （ ）
 A. 尿量减少　　　　　　　　B. 尿量仍多
 C. 尿比重及渗透压增高　　　D. 尿比重及渗透压仍低
 E. 血浆渗透压升高

55. 持续皮下胰岛素输注的给药模式有： （ ）
 A. 基础输注量　　　　　　　B. 持续输注量
 C. 餐前大剂量　　　　　　　D. 冲击剂量
 E. 睡前大剂量

习 题 答 案

☞单项选择题
 1. C　　2. A　　3. D　　4. D　　5. C　　6. D　　7. B
 8. B　　9. B　　10. B　　11. B　　12. A　　13. B　　14. D

☞多项选择题
 15. ABCDE　　16. AC　　　17. ABCD　　18. ABCDE
 19. ABCDE　　20. ABCD　　21. ABCDE　　22. ABDE
 23. ABCDE　　24. ABCD　　25. ABCDE　　26. ACDE
 27. ACDE　　28. ABC　　29. ABC　　30. BCDE
 31. ABC　　32. ABCDE　　33. ABCDE　　34. ABCDE
 35. ABC　　36. ABCDE　　37. ABCDE　　38. ABCDE
 39. ABCDE　　40. ABCD　　41. ABCD　　42. ABDE

43. ABCDE　　44. ABCDE　　45. ABCDE　　46. ABCD

47. ABCD　　　48. ABCDE　　49. ABCDE　　50. ABC

51. AB　　　　52. ABDE　　　53. BCDE　　　54. BD

55. AC

七、神经内科

(一) 单项选择题

1. 脑血管疾病的危险因素除外：　　　　　　　　　　　　　（　　）

　　A. 高血压　　　　　　　　　　B. 心脏病

　　C. 适量运动　　　　　　　　　D. 糖尿病

2. 下列有关脑梗死的概念,叙述不正确的是：　　　　　　　（　　）

　　A. 由脑部血液供应障碍,缺血、缺氧引起

　　B. 广泛性脑组织病变

　　C. 局限性脑组织病变

　　D. 表现为缺血性坏死或脑软化

3. 蛛网膜下隙出血最具诊断价值和特征性的检查是：　　　（　　）

　　A. 腰椎穿刺脑脊液检查　　　　B. CT 检查

　　C. MR 检查　　　　　　　　　D. 脑血管造影

4. 腰椎穿刺后病人的体位为：　　　　　　　　　　　　　　（　　）

　　A. 去枕仰卧位 6~8 小时　　　 B. 头部垫软枕,约抬高 15°~30°

　　C. 头偏向一侧,口部稍向下　　 D. 去枕平卧 24 小时

5. 关于癫痫持续状态的叙述,错误的是：　　　　　　　　　（　　）

　　A. 指一次癫痫发作持续 30 分钟以上

　　B. 连续多次发作癫痫

　　C. 发作间期意识恢复正常

　　D. 发作间期神经功能未恢复至正常

6. 癫痫持续状态时确保病人安全的措施中,错误的是：　　（　　）

　　A. 取头低位或平卧头侧位　　　B. 发作时按压肢体,防止乱动

　　C. 放置牙垫,防止舌咬伤　　　 D. 放置床档,以防坠床

7. 重症肌无力病人最先受累的肌肉为：　　　　　　　　　　（　　）

　　A. 呼吸肌　　　　　　　　　　B. 膈肌

　　C. 眼外肌　　　　　　　　　　D. 四肢肌肉

8. 重症肌无力病人最常见的危象是： （　　）
   A. 肌无力危象　　　　　　　　B. 胆碱能危象
   C. 反拗危象　　　　　　　　　D. 垂体危象

9. 重症肌无力病人肌无力症状加重,出现肌束震颤及毒蕈碱样反应,应考虑：
   　　　　　　　　　　　　　　　　　　　　　　　　　（　　）
   A. 肌无力危象　　　　　　　　B. 反拗危象
   C. 胆碱能危象　　　　　　　　D. MG 危象

10. 重症肌无力病人出现反拗危象的主要原因是： （　　）
   A. 抗胆碱酯酶药物剂量不足　　B. 抗胆碱酯酶药物过量
   C. 对抗胆碱酯酶药物不敏感　　D. 停用抗胆碱酯酶药物

11. 重症肌无力病人注射腾喜龙后症状减轻,此时应采取的措施为： （　　）
   A. 减少抗胆碱酯酶药物剂量
   B. 增加抗胆碱酯酶药物剂量
   C. 停用抗胆碱酯酶药物
   D. 对抗胆碱酯酶药物不敏感,改用其他治疗方法

(二) 多项选择题

12. 脑血管疾病的病因包括： （　　）
   A. 血管壁病变　　　　　　　　B. 血液流变学异常
   C. 血液成分异常　　　　　　　D. 血液动力学改变
   E. 颅外形成的各种栓子引起脑栓塞

13. 蛛网膜下隙出血时脑脊液检查可出现下列哪些结果： （　　）
   A. 压力>200 mmH$_2$O
   B. 肉眼观察为均匀一致性血性脑脊液
   C. 压力>100 mmH$_2$O
   D. 镜检可见大量红细胞
   E. 脑脊液澄清透明

14. 下列哪些症状为蛛网膜下隙出血病人脑疝前驱症状： （　　）
   A. 头痛剧烈
   B. 呕吐频繁
   C. 烦躁不安和意识迟钝、嗜睡
   D. 两侧瞳孔不等大
   E. 血压急骤升高,脉搏由弱转慢

15. 蛛网膜下隙出血病人的护理要点包括： （　　）

    A. 心理护理

    B. 绝对卧床休息4～6周,协助日常生活

    C. 严密观察病情,防止脑疝发生

    D. 预防并发症发生

    E. 做好健康教育

16. 帕金森病主要的临床特征包括： （　　）

    A. 震颤　　　　　　　　B. 肌强直　　　　　　C. 运动减少

    D. 体位不稳　　　　　　E. 面瘫

17. 治疗帕金森病常用的药物有： （　　）

    A. 左旋多巴制剂　　　　　　　　B. 多巴胺受体阻滞剂

    C. 抗胆碱能药物　　　　　　　　D. 金刚烷胺

    E. 多巴胺受体激动剂

18. 帕金森病病人健康教育应包括： （　　）

    A. 用药指导　　　　　　B. 安全指导　　　　　　C. 运动指导

    D. 心理指导　　　　　　E. 生活指导

19. 癫痫持续状态的急救护理措施包括： （　　）

    A. 保持呼吸道通畅　　　　　　B. 吸氧

    C. 保障病人安全　　　　　　　D. 药物治疗和对症处理

    E. 病情监测

20. 蛛网膜下隙出血病人的一般护理包括： （　　）

    A. 病人头部置一软枕,约抬高15°～30°,头偏向一侧,口角稍向下

    B. 绝对卧床休息4～6周,禁止起坐、洗头、沐浴及其他下床活动

    C. 加强生活护理,满足病人的日常所需

    D. 保持病房安静,提供舒适的环境

    E. 治疗护理活动集中进行,避免打扰病人

21. 护理蛛网膜下隙出血病人时应严密观察病情,包括： （　　）

    A. 神志　　　　　　　　B. 瞳孔　　　　　　　C. 生命体征

    D. 头痛的部位、性质和持续时间　　　E. 是否伴有呕吐

22. 护理蛛网膜下隙出血病人应预防并发症发生,包括： （　　）

    A. 控制补液量和速度

    B. 随时观察鼻饲管所抽出的胃液颜色,留取大便标本作隐血试验

    C. 定时监测生化指标

    D. 预防压疮、肢体挛缩

E. 预防坠积性肺炎及泌尿道感染

23. 蛛网膜下隙出血病人健康指导包括： （　　）

    A. 指导病人采用听轻音乐、缓慢深呼吸及引导式想象等方法减轻疼痛

    B. 鼓励病人多饮水，多吃水果蔬菜，保持大便通畅

    C. 指导病人学会配合和使用便器

    D. 指导病人避免精神紧张、情绪波动、屏气、剧烈咳嗽等诱发因素

    E. 鼓励病人早期下床活动

24. 帕金森病病人的护理观察要点为： （　　）

    A. 心理反应   B. 药物疗效   C. 常用药物不良反应

    D. 营养状况   E. 情绪反应

25. 帕金森病病人产生焦虑、恐惧、绝望心理的原因有： （　　）

    A. 动作迟缓   B. 表情淡漠   C. 流涎

    D. 病情进行性加重   E. 逐步丧失生活自理能力

26. 观察帕金森病病人药物疗效应包括下列哪些方面： （　　）

    A. 观察震颤、肌强直和其他运动功能改善的情况

    B. 常见药物的不良反应

    C. 观察病人的姿势、步态

    D. 观察病人讲话的音调与流利程度

    E. 观察病人吞咽困难的程度

27. 左旋多巴制剂为治疗帕金森病的常用药物，其不良反应有： （　　）

    A. 食欲减退   B. 恶心呕吐

    C. 幻觉、妄想   D. 口干

    E. 长期服用会出现运动障碍和症状波动等长期治疗综合征

28. 观察帕金森病病人营养状况应包括： （　　）

    A. 了解病人吞咽困难的程度   B. 了解每日进食情况

    C. 评估病人的营养状况   D. 观察体重的变化情况

    E. 了解病人的食欲

29. 帕金森病病人用药过程中应定期监测的指标有： （　　）

    A. 肝功能   B. 肾功能   C. 血常规

    D. 血压   E. 体温

30. 为保证帕金森病病人安全，护士应指导病人： （　　）

    A. 避免登高及操作高运转的器械

    B. 外出时应有人陪伴

    C. 随身携带标有病人姓名、住址、联系电话的"安全卡片"

D. 一个人有空时进行适当体育锻炼

E. 加强日常生活、平衡功能的康复训练

31. 帕金森病病人运动指导包括： （ ）

A. 根据气候调整室温，增减衣服，决定活动的方式、强度和时间

B. 加强关节活动范围和肌力的训练

C. 加强日常生活平衡功能及语言功能的康复训练

D. 坚持适当的体育锻炼

E. 按时服药

32. 癫痫持续状态病人需监测病情变化，包括： （ ）

A. 严密观察神志、瞳孔及生命体征

B. 观察发作的持续时间

C. 观察发作的频率

D. 观察发作停止后病人意识恢复情况

E. 观察有无头痛、疲乏或自动症

33. 重症肌无力的主要临床表现有： （ ）

A. 受累肌肉呈现病态疲劳及规律性晨轻暮重波动性变化

B. 多数病人眼外肌最先受累

C. 一般上肢重于下肢，近端重于远端

D. 平滑肌、膀胱括约肌亦常受累

E. 呼吸肌、膈肌受累可出现咳嗽无力、呼吸困难，重症可因呼吸麻痹而死亡

34. 重症肌无力病人可出现的危象有： （ ）

A. 肌无力危象　　　　B. 胆碱能危象　　　　C. 反拗危象

D. 甲亢危象　　　　　E. 垂体危象

习 题 答 案

☞单项选择题

1. C　　2. B　　3. A　　4. A　　5. C　　6. B　　7. C

8. A　　9. C　　10. C　　11. B

☞多项选择题

12. ABCDE　　13. ABD　　14. ABCDE　　15. ABCDE

16. ABCD　　17. ACDE　　18. ABCDE　　19. ABCDE

20. ABCDE　　21. ABCDE　　22. ABCDE　　23. ABCD

24. ABCDE　　25. ABCDE　26. ACD　　　27. ABCE
28. ABCDE　　29. ABCD　30. ABCE　　31. ABCD
32. ABCDE　　33. ABCE　34. ABC

八、免疫科

(一) 单项选择题

1. 类风湿性关节炎急性发作期不宜：　　　　　　　　　　　（　　）
   A. 卧床休息　　　　　　　　　B. 限制受累关节活动
   C. 置关节于功能位　　　　　　D. 多活动关节,避免僵硬
2. 下列关于类风湿性关节炎的护理,叙述不正确的是：　　　（　　）
   A. 急性期限制受累关节活动,保持其功能位
   B. 症状基本控制后,鼓励病人及早下床活动,避免长时间不活动
   C. 慢性抗风湿药应饭后服用并鼓励病人多饮水
   D. 晨僵病人应鼓励其一起床立即活动关节,减轻僵直症状
3. 下列关于系统性红斑狼疮的临床表现,叙述不正确的是：　（　　）
   A. 最具特征的皮肤黏膜表现为面部红斑
   B. 尿毒症是系统性红斑狼疮常见的死亡原因
   C. 神经系统表现中,严重头痛可以是系统性红斑狼疮的首发症状
   D. 多表现关节痛、关节炎,多引起关节畸形
4. 痛风的特征性损害是：　　　　　　　　　　　　　　　　（　　）
   A. 急性关节炎　　　　　　　　B. 痛风石
   C. 尿酸性尿路结石　　　　　　D. 痛风肾病
5. 痛风最易累及的关节是：　　　　　　　　　　　　　　　（　　）
   A. 膝关节　　　　　　　　　　B. 肘关节
   C. 第一跖趾关节　　　　　　　D. 踝关节
6. 痛风的首发症状是：　　　　　　　　　　　　　　　　　（　　）
   A. 痛风石　　　　　　　　　　B. 急性关节炎
   C. 痛风性肾病　　　　　　　　D. 尿酸性尿路结石

(二) 多项选择题

7. 风湿性疾病的临床特点是：　　　　　　　　　　　　　　（　　）
   A. 以血管或结缔组织慢性炎症的病理改变为基础

B. 呈发作与缓解相交替的慢性病程

C. 同一疾病临床表现相似

D. 免疫学异常或生化改变

E. 治疗效果有较大的个体差异

8. 类风湿性关节炎的关节表现为： （　　）

A. 晨僵　　　　　　　　　　　B. 痛与压痛

C. 畸形　　　　　　　　　　　D. 肿胀,呈不对称性

E. 功能障碍

9. 类风湿性关节炎病人出现下列哪些症状提示病情严重： （　　）

A. 胸闷　　　　　　　　　　　B. 呼吸困难

C. 心前区疼痛　　　　　　　　D. 腹痛

E. 消化道出血

10. 慢性抗风湿药常见的不良反应有： （　　）

A. 胃肠道反应　　　　　　　　B. 脱发

C. 肝损害　　　　　　　　　　D. 肾损害

E. 精神症状

11. 系统性红斑狼疮面部红斑的特征有： （　　）

A. 发生在颧颊,经鼻梁融合成蝶翼状

B. 皮损为规则的水肿性红斑,色鲜红或紫红

C. 边缘清楚或模糊,表面光滑

D. 有痒和痛感

E. 对日光照射和寒冷刺激不敏感

12. 系统性红斑狼疮病人的皮肤护理应注意： （　　）

A. 注意个人卫生,切忌挤压皮肤斑丘疹

B. 避免日光照射和寒冷刺激,外出戴宽边帽子,穿长袖上衣及长裤

C. 避免接触刺激性物品,如染发烫发剂、农药、定型发胶等

D. 避免服用诱发本病的药物,如普鲁卡因、肼屈嗪等

E. 面部皮肤搔痒时可用 75% 乙醇擦拭以减轻症状

13. 强直性脊柱炎健康教育包括： （　　）

A. 宜睡硬板床,垫高枕

B. 注意保暖,防冻,防寒

C. 脊柱避免过度负重和剧烈活动

D. 按时服药,定期监测肝肾功能

E. 给予高热量、高蛋白、高维生素、易消化食物,服大剂量激素时予低盐饮食

14. 干燥综合征病人的健康教育包括： （ ）

    A. 保持口腔清洁,勤漱口,减少龋齿和口腔继发感染的可能

    B. 停止吸烟、饮酒及避免口干的药物

    C. 做好眼部护理,保护角膜避免受损伤

    D. 指导病人多食富含氨基酸食物,避免进食辛辣、煎炸、烟熏等刺激性食物

    E. 定期监测,定期门诊随访

15. 系统性红斑狼疮病人的饮食护理包括： （ ）

    A. 进食高糖、高蛋白饮食

    B. 少量多餐

    C. 宜软食

    D. 忌食芹菜、无花果、蘑菇及辛辣等刺激性食物

    E. 予以高维生素饮食

16. 类风湿性关节炎的关节外表现有： （ ）

    A. 干燥综合征   B. 胸膜炎

    C. 心包炎   D. 肺间质病变

    E. 类风湿血管炎

17. 观察类风湿性关节炎关节表现,应着重评估： （ ）

    A. 关节疼痛部位、性质   B. 关节肿胀的程度

    C. 有无畸形   D. 晨僵的程度

    E. 活动受限的程度

18. 类风湿性关节炎病人的护理措施包括： （ ）

    A. 心理护理   B. 功能锻炼   C. 用药护理

    D. 晨僵护理   E. 病情观察

19. 系统性红斑狼疮病人的护理措施包括： （ ）

    A. 心理护理   B. 饮食护理   C. 口腔护理

    D. 皮肤护理   E. 病情观察

20. 有关痛风临床表现的叙述,正确的有： （ ）

    A. 急性关节炎是痛风的首发症状,最易累及第一跖趾关节

    B. 痛风石是痛风的特征性损害,是尿酸盐沉积所致

    C. 可出现蛋白尿、血尿、氮质血症等痛风性肾病表现

    D. 可因尿酸高致尿路结石

    E. 代谢综合征常与痛风伴发

习 题 答 案

☞单项选择题

    1. D   2. D   3. D   4. B   5. C   6. B

☞多项选择题

    7. ABDE   8. ABCE   9. ABCDE   10. ABCD

    11. ACD   12. ABCD   13. BCDE   14. ABCDE

    15. ABCDE   16. ABCDE   17. ABCDE   18. ABCDE

    19. ABCDE   20. ABCDE

（赵奕华）

第三节 外 科

一、总 论

(一) 单项选择题

1. 低钾血症时静脉补钾的速度应限制在：　　　　　　　　　　（　）
   A. 0.50～0.75 g/h　　　　　　　B. 0.75～1.50 g/h
   C. 1.50～1.75 g/h　　　　　　　D. 1.75～2.50 g/h

2. 低钾血症时静脉补钾的浓度不宜超过：　　　　　　　　　　（　）
   A. 20 mmol/L　　　　　　　　　B. 30 mmol/L
   C. 40 mmol/L　　　　　　　　　D. 50 mmol/L

3. 代谢性酸中毒具有特征性的表现是：　　　　　　　　　　　（　）
   A. 呼吸浅而慢　　　　　　　　　B. 呼吸深而快,伴有酮味
   C. 腱反射减弱或消失　　　　　　D. 心率加快,血压降低

4. 在代谢性酸中毒的治疗和护理中,错误的做法是：　　　　　（　）
   A. 密切观察呼吸频率和深度的变化
   B. 仔细记录 24 小时出入液量及体重的改变
   C. 应快速、足量补碱
   D. 注意神志改变

5. 下列哪项不是休克抑制期的临床表现：　　　　　　　　　　（　）
   A. 精神兴奋　　　　　　　　　　B. 血压下降
   C. 脉搏细速　　　　　　　　　　D. 尿量减少

6. 麻醉前应用抗胆碱能药物的主要作用是：　　　　　　　　　（　）
   A. 减少麻醉药的不良反应,消除不利的神经反射
   B. 抑制唾液腺、呼吸道腺体的分泌
   C. 镇静,缓解焦虑
   D. 提高痛阈,增强麻醉镇痛效果

7. 能增强麻醉效果、减少麻醉药用量的麻醉前使用的药物是：　（　）
   A. 催眠药　　　　　　　　　　　B. 安定镇静药
   C. 抗胆碱药　　　　　　　　　　D. 镇痛药

8. 全身麻醉是指病人的：　　　　　　　　　　　　　　　　　（　）
   A. 意识存在,痛觉消失,肌肉松弛,反射活动增强

B. 意识存在,痛觉消失,肌肉松弛,反射活动减弱

C. 意识消失,痛觉消失,肌肉松弛,反射活动增强

D. 意识消失,痛觉消失,肌肉松弛,反射活动减弱

9. 造成蛛网膜下隙阻滞麻醉后尿潴留的原因中,除外哪项: （ ）

    A. 不习惯床上排尿

    B. 下腹部或会阴部手术后伤口疼痛

    C. 骶神经阻滞后恢复较慢

    D. 禁食

10. 预防切口感染最关键的措施是: （ ）

    A. 改善病人的营养状况   B. 定期更换切口敷料

    C. 严格执行无菌操作   D. 足量使用抗生素

11. 手术前呼吸道准备戒烟时间应选择: （ ）

    A. 3 日以上   B. 1 周以上

    C. 2 周以上   D. 3 周以上

12. 下列哪项不是手术日晨护理的内容: （ ）

    A. 测量生命体征

    B. 进行药物过敏试验

    C. 遵医嘱术前用药

    D. 取下假牙、发夹、首饰等,并妥善保管

13. 在下列术后出血的原因中,除外哪项: （ ）

    A. 凝血机制障碍   B. 术中止血不完善

    C. 术后结扎线脱落   D. 未施行加压包扎

14. 术后发生血栓性静脉炎,严禁局部按摩是为了防止发生: （ ）

    A. 小动脉萎缩   B. 腿挛缩变形

    C. 脑血管动脉瘤   D. 肺栓塞

15. 下列哪项不属于外科感染: （ ）

    A. 非医源性尿路感染

    B. 发生于远离手术部位的感染

    C. 非特异性感染与特异性感染

    D. 发生于器械检查后或插管后的感染

16. 下列不属于非特异性感染的是: （ ）

    A. 蜂窝织炎   B. 气性坏疽

    C. 脓肿   D. 急性阑尾炎

17. 口底、颌下及颈部的急性蜂窝组织炎危及生命的并发症是： （ ）
    A. 颅内化脓性海绵状静脉窦炎
    B. 肺部化脓性感染
    C. 喉头水肿致呼吸困难，甚至窒息
    D. 败血症

18. 引起丹毒的致病菌是： （ ）
    A. 金黄色葡萄球菌   B. β-溶血性链球菌
    C. 大肠杆菌   D. 绿脓杆菌

19. 下列关于丹毒的叙述，错误的是： （ ）
    A. 好发于面部和四肢
    B. 可引起皮肤及淋巴结的炎症
    C. 感染加重可导致全身脓毒血症
    D. 常有组织坏死或局部化脓破溃

20. 破伤风发生强直性痉挛累及肌群的先后顺序是： （ ）
    A. 表情肌→咬肌→颈项肌→背腹肌→四肢肌
    B. 咬肌→表情肌→颈项肌→背腹肌→四肢肌
    C. 咬肌→颈项肌→表情肌→四肢肌→背腹肌
    D. 颈项肌→表情肌→咬肌→背腹肌→四肢肌

21. 关于破伤风病人的护理，错误的一项是： （ ）
    A. 为减少刺激，不需专人护理
    B. 严密观察生命体征的变化
    C. 加强呼吸道管理
    D. 观察局部伤口情况

22. 关于一期愈合和二期愈合的描述，错误的一项是： （ ）
    A. 一期愈合称原发愈合
    B. 二期愈合主要通过肉芽组织增生和伤口收缩达到愈合
    C. 一期愈合和二期愈合均是创伤后的修复过程
    D. 二期愈合愈后功能良好

23. 在为烧伤病人实施补液的原则中，错误的一项是： （ ）
    A. 先晶后胶   B. 先快后慢
    C. 先糖后盐   D. 见尿补钾

24. 某成年男性患者左上臂、左前臂与右足烧伤，其烧伤面积应估计为：
                                                          （ ）
    A. 8.5%   B. 9%   C. 9.5%   D. 10%

25. 烧伤达真皮深层,但皮肤附件残留,形成水疱,水肿明显,判断为: (　　)
    A. Ⅰ度烧伤　　　　　　　　B. 浅Ⅱ度烧伤
    C. 深Ⅱ度烧伤　　　　　　　D. Ⅲ度烧伤

26. 烧伤病人第一个 24 h 补液量的安排是: (　　)
    A. 补液量的 1/2 应在前 8 h 内输入,余 1/2 量后 16 h 输入
    B. 补液量的 1/2 应在前 16 h 内输入,余 1/2 量后 8 h 输入
    C. 补液量的 2/3 应在前 8 h 内输入,余 1/3 量后 16 h 输入
    D. 补液量的 1/3 应在前 8 h 内输入,余 2/3 量后 16 h 输入

27. 成人体重 65 kg,Ⅱ度烧伤面积 20%,第一个 24 h 补液量应为: (　　)
    A. 2950 ml　　　　　　　　B. 3450 ml
    C. 3950 ml　　　　　　　　D. 4450 ml

28. 烧伤病人感染创面的处理,错误的一项是: (　　)
    A. 湿敷　　　　　　　　　　B. 局部浸泡
    C. 全身浸泡　　　　　　　　D. 完全暴露

(二) 多项选择题

29. 缺水病人的观察内容包括: (　　)
    A. 体温　　　　　　　B. 脉搏　　　　　　　C. 呼吸
    D. 血压　　　　　　　E. 尿的改变

30. 外科休克中最常见的是: (　　)
    A. 低血容量性休克　　B. 心源性休克　　　　C. 神经源性休克
    D. 过敏性休克　　　　E. 感染性休克

31. 不属于休克代偿期临床表现的是: (　　)
    A. 心率和呼吸增快　　B. 尿量正常或减少　　C. 血压下降
    D. 神志不清　　　　　E. 面色苍白,手足湿冷

32. 下列哪些麻醉方法属于部位麻醉: (　　)
    A. 表面麻醉　　　　　B. 区域阻滞麻醉　　　C. 椎管内麻醉
    D. 神经阻滞麻醉　　　E. 局部浸润麻醉

33. 蛛网膜下隙阻滞麻醉后的主要并发症有: (　　)
    A. 血压下降　　　　　B. 呼吸抑制　　　　　C. 头痛
    D. 尿潴留　　　　　　E. 恶心、呕吐

34. 蛛网膜下隙阻滞麻醉后并发头痛的特点包括: (　　)
    A. 多发生在麻醉后 1~3 天　　　　B. 坐、立时加剧,平卧时减轻
    C. 平卧时加剧,坐、立时减轻　　　D. 多为胀痛、钝痛

E. 以额部痛最明显

35. 全麻恢复期病人的护理措施有： （　）

    A. 保持呼吸道通畅   B. 密切观察生命体征的变化

    C. 观察引流管引流物的性状   D. 加强功能锻炼

    E. 注意保暖

36. 全麻并发症主要有： （　）

    A. 泌尿系统并发症   B. 血液系统并发症

    C. 中枢神经系统并发症   D. 循环系统并发症

    E. 呼吸系统并发症

37. 术前常规胃肠道准备正确的做法是： （　）

    A. 术前 12 小时禁食，4 小时禁水

    B. 术前 8 小时禁食，2 小时禁水

    C. 胃肠道手术病人术前 1 日流质饮食

    D. 胃肠道手术病人术前 3 日流质饮食

    E. 胃肠道手术病人术前常规放置胃管

38. 术前病人手术区皮肤准备的内容包括： （　）

    A. 根据手术部位、手术种类确定备皮范围

    B. 剃除毛发，清洁皮肤

    C. 协助病人沐浴

    D. 修剪指（趾）甲

    E. 更换清洁衣服

39. 术后非制动病人早期活动可以： （　）

    A. 减少肺部并发症   B. 减少腹胀和尿潴留

    C. 促进切口早期愈合   D. 防止下肢静脉血栓形成

    E. 防止压疮

40. 外科感染的特点是： （　）

    A. 多数为单一细菌引起的感染

    B. 多数为几种细菌引起的混合感染

    C. 大部分有明显的局部症状和体征

    D. 大部分有明显的全身症状和体征

    E. 感染常较局限

41. 术后发生血栓性静脉炎的主要原因有： （　）

    A. 病人卧床过久，活动减少   B. 血液凝固性增加

    C. 反复输注刺激性较强的药物   D. 全身营养状况差

E. 血管反复穿刺置管

42. 为减少实施肠内营养的病人发生胃肠道不适,采取的措施有: （ ）

A. 控制营养液输注的量和速度 　　　B. 控制营养液的浓度和渗透压

C. 营养液应提前配制 　　　　　　　D. 调节营养液的温度

E. 伴同用药,需研碎稀释后注入

43. 肠外营养与静脉穿刺置管有关的主要并发症有: （ ）

A. 气胸 　　　　　　B. 血栓性静脉炎 　　　　C. 血管损伤

D. 非酮性高渗性高血糖性昏迷 　　　　　　　　E. 导管移位

44. 不利于创伤愈合的因素有: （ ）

A. 局部制动 　　　　B. 营养不良 　　　　C. 血液循环障碍

D. 感染 　　　　　　E. 不良的心理状态

45. 下列哪项属于当今移植学的范畴: （ ）

A. 皮肤移植 　　　　B. 骨髓移植 　　　　C. 输注全血

D. 肌腱移植 　　　　E. 肝脏移植

习 题 答 案

☞单项选择题

1. B　　2. C　　3. B　　4. C　　5. A　　6. B　　7. D

8. D　　9. D　　10. C　　11. C　　12. B　　13. D　　14. D

15. A　　16. B　　17. C　　18. B　　19. D　　20. B　　21. A

22. D　　23. C　　24. D　　25. C　　26. A　　27. C　　28. D

☞多项选择题

29. ABDE　　30. AE　　31. CD　　32. ABCDE

33. CD　　34. ABD　　35. ABCE　　36. CDE

37. ACE　　38. ABCDE　　39. ABCDE　　40. BCE

41. ABCE　　42. ABDE　　43. ABCE　　44. BCDE

45. ABCDE

(张　梅)

二、普通外科

(一) 单项选择题

1. 下列哪项不是外科急腹症的临床表现： （ ）
   A. 腹痛　　　　　　　　　　　B. 恶心、呕吐
   C. 腹膜刺激征　　　　　　　　D. 腹泻

2. 急性胃扩张病人的呕吐物一般为： （ ）
   A. 宿食,不含胆汁　　　　　　B. 咖啡色或草绿色
   C. 褐色混浊物　　　　　　　　D. 粪水样

3. 急性化脓性腹膜炎术后并发盆腔脓肿的最简单的确诊方法是： （ ）
   A. 腹腔穿刺　　　　　　　　　B. 直肠指检
   C. X 线　　　　　　　　　　　D. 大便检查

4. 腹部手术后行胃肠减压的病人,拔管的依据为： （ ）
   A. 术后 48 小时　　　　　　　B. 术后 72 小时
   C. 肛门有排气　　　　　　　　D. 术后 46～47 小时

5. 一患者行胃大部切除术后发生了倾倒综合征,以下哪项处理是错误的：
   　　　　　　　　　　　　　　　　　　　　　　　　　　（ ）
   A. 少食多餐　　　　　　　　　B. 低脂肪饮食
   C. 控制甜食　　　　　　　　　D. 餐后平卧 10～20 分钟

6. 肠瘘非手术治疗期间引流的最佳体位是： （ ）
   A. 平卧位　　　　　　　　　　B. 头低足高位
   C. 端坐卧位　　　　　　　　　D. 低半卧位

7. 肠道手术前服用肠道抑菌药的同时常补充： （ ）
   A. 维生素 C　　B. 维生素 D　　C. 维生素 K　　D. 维生素 A

8. 直肠癌最常见的症状是： （ ）
   A. 里急后重　　　　　　　　　B. 腹痛
   C. 血便　　　　　　　　　　　D. 尿频

9. 直肠癌病人最可靠、最有效的检查方法是： （ ）
   A. B 超　　　　　　　　　　　B. 大便潜血实验
   C. 直肠指检　　　　　　　　　D. 直肠镜取活组织检查

10. 急性阑尾炎最典型的体征是： （ ）
    A. 转移性右下腹痛　　　　　　B. 恶心、呕吐
    C. 右下腹固定压痛　　　　　　D. 肠鸣音减弱或消失

11. 持续腹腔双套管灌洗引流的顺序是：　　　　　　　　　　　（　　）

    A. 开放灌洗→吸引→停止灌洗

    B. 开放灌洗→随即吸引→停止灌洗

    C. 开放灌洗→随即吸引→停止灌洗→关闭吸引器

    D. 吸引→关闭吸引器

12. 肠梗阻病人在非手术治疗期间下列哪项护理措施不正确：　　（　　）

    A. 密切观察病情　　　　　　　B. 给吗啡止痛

    C. 保持有效胃肠减压　　　　　D. 纠正水电解质紊乱

13. 腹外疝病人手术后离床活动的时间一般为：　　　　　　　　（　　）

    A. 1～2 日　　　　　　　　　　B. 5～6 日

    C. 3～5 日　　　　　　　　　　D. 3～4 日

14. 结肠手术前传统的肠道准备方法不包括下列哪项：　　　　　（　　）

    A. 控制饮食　　　　　　　　　B. 口服甘露醇

    C. 清洁肠道　　　　　　　　　D. 应用肠道抑菌剂

15. 肝癌病人术前准备中哪项不妥：　　　　　　　　　　　　　（　　）

    A. 教会病人做深呼吸、有效咳嗽

    B. 练习卧位排便排尿

    C. 肥皂水清洁灌肠

    D. 术前补充维生素 K

16. 门静脉高压症施行分流术后需卧床：　　　　　　　　　　　（　　）

    A. 3 天　　　　　　　　　　　　B. 5 天

    C. 1 周　　　　　　　　　　　　D. 10 天

17. 急性梗阻性化脓性胆管炎的典型临床表现不包括：　　　　　（　　）

    A. 腹痛、寒战、高热　　　　　B. 恶心、呕吐

    C. 黄疸　　　　　　　　　　　D. 休克

18. 下列哪项不是胰腺部分切除术后常见的并发症：　　　　　　（　　）

    A. 胰瘘　　　　　　　　　　　B. 胆瘘

    C. 肠瘘　　　　　　　　　　　D. 胆道感染

19. 甲状腺功能亢进症的病人术前护理措施中最重要的是：　　　（　　）

    A. 保持环境凉爽、安静

    B. 鼓励病人进食高热量、高蛋白、高维生素饮食

    C. 教会病人练习头低肩高(颈过伸)体位

    D. 遵医嘱使用抗甲状腺及减缓心率的药物

20. 乳房癌根治术后的护理措施中,不正确的是: （　　）
　　A. 病人术后血压平稳后可取半卧位
　　B. 观察患侧肢体远端血液供应情况
　　C. 患侧上肢平放,避免在患肢测血压、注射和抽血
　　D. 术后 10 日内不外展,上肢负重不宜过大或过久

（二）多项选择题

21. 下列关于急性化脓性腹膜炎描述,正确的是: （　　）
　　A. 原发病不同,腹痛性质不同　　B. 早期常有恶心、呕吐
　　C. 体温开始可正常　　　　　　　D. 肠鸣音持续亢进
　　E. 直肠前窝饱满伴触痛

22. 化脓性腹膜炎非手术治疗的措施有: （　　）
　　A. 半卧位　　　　　B. 禁食　　　　　C. 胃肠减压
　　D. 止痛　　　　　　E. 氧气吸入

23. 胃肠减压的目的是: （　　）
　　A. 吸出积聚在胃肠道内的气体和液体
　　B. 降低胃肠道内的压力和张力
　　C. 促进胃肠功能的恢复
　　D. 改善胃肠壁血液循环
　　E. 有利于炎症局限

24. 腹腔双套管灌洗引流的目的是: （　　）
　　A. 引流作用　　　　　　　　B. 冲洗作用
　　C. 减少胰液对机体的损害　　D. 减少胰腺坏死组织对机体刺激
　　E. 减少毒素对机体的刺激

25. 胃大部切除术后的护理要点是: （　　）
　　A. 定时测量生命体征　　　　B. 详细记录 24 小时出入量
　　C. 鼓励早期下床活动　　　　D. 拔除胃管当日可给半流质饮食
　　E. 控制甜食

26. 胃大部切除术后的并发症有: （　　）
　　A. 胃潴留　　　　　　　　　B. 十二指肠残端破裂
　　C. 胃肠吻合口破裂或瘘　　　D. 术后梗阻
　　E. 术后胃出血

27. 肠梗阻病人共同的临床表现是: （　　）
　　A. 腹痛　　　　　B. 恶心、呕吐　　　　　C. 排便困难

D. 腹胀　　　　　　　　E. 停止排气

28. 直肠癌早期诊断的方法有：　　　　　　　　　　　　　（　　）

    A. 详细询问病史　　　　　B. 大便潜血检查

    C. 直肠指检　　　　　　　D. X线

    E. 直肠镜

29. 肠瘘的治疗原则是：　　　　　　　　　　　　　　　　（　　）

    A. 控制感染　　　　　　　B. 纠正水、电解质紊乱

    C. 加强瘘口护理　　　　　D. 营养支持

    E. 预防并发症

30. 结肠手术前肠道准备的意义是：　　　　　　　　　　　（　　）

    A. 减少术中出血　　　　　B. 减少术中污染

    C. 防止术后腹胀　　　　　D. 防止切口感染

    E. 有利于吻合口愈合

31. 腹膜刺激征是指：　　　　　　　　　　　　　　　　　（　　）

    A. 腹胀　　　　B. 腹部压痛　　　　C. 反跳痛

    D. 腹痛　　　　E. 肌紧张

32. 肠造口的护理要点是：　　　　　　　　　　　　　　　（　　）

    A. 心理护理

    B. 术后3日内注意观察造口处血运情况

    C. 饮食以高热量、高蛋白、粗纤维的食物为宜

    D. 术后避免过度增加腹压的活动

    E. 养成定时排便的习惯

33. 急性阑尾炎的典型临床表现为：　　　　　　　　　　　（　　）

    A. 胃肠道症状　　　B. 肠鸣音亢进　　　C. 转移性右下腹痛

    D. 右下腹固定压痛　E. 腹膜刺激征

34. 肝移植术后的观察要点包括：　　　　　　　　　　　　（　　）

    A. 生命体征的观察　　　　B. 各种引流管的观察

    C. 精神意识状态的观察　　D. 并发症的观察

    E. 排异反应的观察

35. 门静脉高压症病人术前饮食护理要注意：　　　　　　　（　　）

    A. 避免油炸、干硬、粗糙的食物

    B. 给予高糖、低蛋白、低脂肪、易消化的饮食

    C. 避免进食过热的食物

    D. 避免有骨刺的食物

E. 给予高糖、高维生素、高蛋白、低脂肪、易消化的饮食

36. "T"形引流管的护理要点有: （　）

    A. 妥善固定引流管

    B. 保持引流管的通畅,检查引流管有无折叠、扭曲或受压

    C. 观察并记录引流液的色、性状和量

    D. 定时更换引流袋

    E. 引流袋位置不可高于切口平面,以防胆汁倒流

37. "T"形引流管拔管时应注意: （　）

    A. "T"形管放置 7 天即可拔管

    B. 拔管前先试行夹管

    C. 拔管前需做"T"形管造影

    D. 证实胆总管通畅、无残留结石后,方可拔管

    E. 拔管后引流管口如有渗液应及时更换敷料

38. 下肢浅静脉曲张的临床表现包括: （　）

    A. 下肢浅静脉扩张、伸长、迂曲

    B. 患肢肿胀、肿痛

    C. 小腿下段和踝部皮肤色素沉着

    D. 溃疡形成

    E. 患肢皮肤温度降低

习 题 答 案

☞单项选择题

1. D   2. B   3. B   4. C   5. B   6. D   7. C

8. C   9. D   10. C   11. C   12. B   13. C   14. B

15. C   16. C   17. B   18. C   19. D   20. C

☞多项选择题

21. ABCE   22. ABCDE   23. ABCDE   24. ABCDE

25. ABCE   26. BCDE   27. ABDE   28. ABCE

29. ABCDE   30. BCDE   31. BCE   32. ABDE

33. ACDE   34. ABCDE   35. ACDE   36. ABCDE

37. BCDE   38. ABCD

（翟凤平　樊桂莲）

三、神经外科

(一) 单项选择题

1. 关于颅内压的叙述,错误的是: （ ）
   - A. 颅内压是指颅内容物对颅腔壁所产生的压力
   - B. 颅内压是指颅内血液对血管壁所产生的压力
   - C. 正常成人平卧位时的颅内压为 0.7~2.0 kPa(70~200 mm H_2O)
   - D. 儿童的颅内压比成人的低

2. 关于一般成人脑脊液量的叙述,错误的是: （ ）
   - A. 脑脊液总量为 100~160 ml
   - B. 每日产生脑脊液 400~500 ml
   - C. 脑脊液总量约占颅腔容积的 10%
   - D. 脑脊液总量约占颅腔内血流量的 10%

3. 下列哪项不是急性重症颅内压增高的表现: （ ）
   - A. 脉搏缓慢　　　　　　　　B. 脉搏洪大
   - C. 呼吸浅快　　　　　　　　D. 血压高

4. 临床表现有"中间清醒期"的颅脑损伤常见于: （ ）
   - A. 硬膜外血肿　　　　　　　B. 硬膜下血肿
   - C. 颅内血肿　　　　　　　　D. 头皮血肿

5. 何种颅骨骨折的典型表现为"熊猫眼"征: （ ）
   - A. 顶骨骨折　　　　　　　　B. 颅前窝骨折
   - C. 颅中窝骨折　　　　　　　D. 颅后窝骨折

6. 关于脑室引流管的位置及引流量的叙述,错误的是: （ ）
   - A. 引流管开口需高于侧脑室平面 10~15 cm
   - B. 引流管开口应低于侧脑室平面 10~15 cm
   - C. 每日引流脑脊液的量以不超过 500 ml 为宜
   - D. 根据引流量的多少及颅内压的高低调节悬挂高度

7. 颅底骨折合并脑脊液漏病人的护理要点,错误的是: （ ）
   - A. 密切观察生命体征
   - B. 观察漏出脑脊液的量、颜色及性状
   - C. 保持外耳道、鼻腔和口腔清洁,禁忌填充、冲洗
   - D. 为防止感染可在耳、鼻内滴入抗生素

(二) 多项选择题

8. 颅内压增高的"三主症"包括： （　　）
   A. 头痛　　　　　　　　B. 头晕　　　　　　　　C. 呕吐
   D. 高血压　　　　　　　E. 视神经乳头水肿

9. Glasgow 昏迷评分法(GCS)通过哪几方面来评定病人的意识状况： （　　）
   A. 睁眼　　　　　　　　B. 语言　　　　　　　　C. 运动
   D. 瞳孔大小　　　　　　E. 对光反射

10. 下列关于瞳孔的叙述,正确的是： （　　）
    A. 正常瞳孔直径为 2.5～3.0 mm
    B. 一侧瞳孔散大可能为小脑幕裂孔疝压迫动眼神经所致
    C. 一侧瞳孔散大可能是原发性动眼神经损伤
    D. 双侧瞳孔散大、对光反应消失是脑疝晚期的表现
    E. 正常情况下瞳孔直接、间接光反应灵敏

11. 脑室穿刺引流术后常见的并发症有： （　　）
    A. 脑室内出血　　　　　B. 硬膜下出血　　　　　C. 硬膜外出血
    D. 穿刺局部感染　　　　E. 颅内感染

12. 颅中窝骨折的典型临床表现为： （　　）
    A. 嗅神经损伤　　　　　B. 脑脊液鼻漏　　　　　C. 脑脊液耳漏
    D. 视神经损伤　　　　　E. Battle 征

13. 颅底骨折合并脑脊液漏病人的体位可为： （　　）
    A. 头高位　　　　　　　B. 头低位　　　　　　　C. 半坐卧位
    D. 患侧卧位　　　　　　E. 健侧卧位

14. 下列亚低温治疗的叙述,正确的是： （　　）
    A. 亚低温是浅低温(36～34℃)和中低温(34～26℃)的简称
    B. 亚低温是指应用药物和物理的方法使病人体温降低至 36～26℃
    C. 亚低温治疗时应监护循环系统、呼吸系统及体温
    D. 亚低温治疗时应给予生活护理
    E. 亚低温治疗时应监测降温毯使用过程中的参数

15. 亚低温治疗的并发症有： （　　）
    A. 肺部感染　　　　　　　　　　　B. 心律失常
    C. 低血容量性休克　　　　　　　　D. 泌尿系感染或结石
    E. 压疮或冻伤

16. 颅脑肿瘤术后常见的并发症有： （ ）
    A. 颅内出血、颅内感染　　　　B. 顽固性呃逆、消化道出血
    C. 脑脊液漏　　　　　　　　　D. 中枢性高热、癫痫发作
    E. 尿崩症
17. 颅脑肿瘤术后病人的护理要点有： （ ）
    A. 密切观察病情　　　　　　　B. 取头高位
    C. 术后第一天可进流质或半流质饮食
    D. 适当使用镇静剂
    E. 按时、定量输入脱水剂、抗生素及营养支持药物
18. 脊髓肿瘤的临床分期为： （ ）
    A. 疼痛期　　　　　　　　　　B. 刺激期
    C. 脊髓部分受压期　　　　　　D. 脊髓瘫痪期
    E. 转移期

习 题 答 案

☞ 单项选择题
　　1. B　　2. D　　3. C　　4. A　　5. B　　6. B　　7. D
☞ 多项选择题
　　8. ACE　　9. ABC　　10. ABCDE　　11. ABCDE
　　12. BC　　13. ACD　　14. ABCDE　　15. ABCE
　　16. ABCDE　　17. ABCDE　　18. BCD

（梁　爽）

四、心胸外科

（一）单项选择题

1. 有关联合瓣膜病的叙述，正确的是： （ ）
    A. 联合瓣膜病是指两个或三个瓣膜合并发生病变
    B. 联合瓣膜病是指二尖瓣与主动脉瓣合并发生病变
    C. 联合瓣膜病是指二尖瓣与三尖瓣合并发生病变
    D. 联合瓣膜病是指二尖瓣与肺动脉瓣合并发生病变

2. 联合瓣膜病多以何种病变为主： （ ）

    A. 二尖瓣病变   B. 三尖瓣病变

    C. 主动脉瓣病变   D. 肺动脉瓣病变

3. 关于冠状动脉搭桥术叙述，错误的是： （ ）

    A. 冠状动脉搭桥术常取腿部的大隐静脉

    B. 冠状动脉搭桥术是在升主动脉和冠状动脉堵塞的远端之间搭桥

    C. 冠状动脉搭桥术可改善心肌缺血、缺氧

    D. 冠状动脉搭桥术是在升主动脉和冠状动脉堵塞的近端之间搭桥

4. 冠状动脉搭桥术后拔出气管插管后多长时间可进水和流质： （ ）

    A. 1 小时   B. 2 小时   C. 3 小时   D. 4 小时

5. 关于瓣膜置换术后抗凝治疗的护理，错误的是： （ ）

    A. 瓣膜置换术后需终生抗凝治疗

    B. 用药后需观察皮炎、出血或渗血、肠痉挛等症状

    C. 如需拔牙或接受其他手术，应在手术前 2 天停药

    D. 正确掌握抽血时间、凝血酶原时间及活动度

6. 下列哪项不是心包填塞的症状： （ ）

    A. 血压下降，脉压差缩小

    B. CVP 明显升高，颈静脉怒张

    C. 尿量少于 30 ml/h

    D. 出现细脉

7. 下列有关低心排综合征的叙述，正确的是： （ ）

    A. 体外循环术后，由于心脏排血量显著减少以致重要脏器灌注不足而引起的休克症侯群

    B. 由于急性心脏病变引起心排血量显著、急剧地降低，导致组织器官灌注不足和急性淤血的综合征

    C. 由于心排血量突然骤减、中断或严重低血压而引起一时性脑缺血、缺氧

    D. 由于各种原因引起短时间内大量出血及体液丢失，使有效循环血量降低所致

8. 胸腔闭式引流水封瓶液面应低于引流管胸腔出口平面： （ ）

    A. 40 cm   B. 50 cm

    C. 60 cm   D. 70 cm

9. 食管癌的典型临床表现是： （ ）

    A. 咽下食物哽噎感   B. 胸骨后针刺样疼痛

    C. 进行性吞咽困难   D. 食管内异物感

10. 关于食管癌术后饮食护理,错误的是: （　　）
   A. 术后禁食、禁饮 3~4 天
   B. 进食时宜采取坐位或半坐位
   C. 进食后不要立即平卧
   D. 反流症状严重者,睡眠时最好取右侧卧位

11. 下列哪项不是食管癌手术常见的严重并发症: （　　）
   A. 出血　　　　　　　　　　B. 脓胸
   C. 肺部感染　　　　　　　　D. 喉上神经损伤

12. 食管癌切除、食管重建术后最严重、死亡率较高的并发症是: （　　）
   A. 出血　　　　　　　　　　B. 脓胸
   C. 肺部感染　　　　　　　　D. 吻合口瘘

13. 下列说法哪项不正确: （　　）
   A. 食管吻合口瘘多发生在术后 4~6 天
   B. 乳糜胸多发生在术后 7~8 天
   C. 病人声音嘶哑、进食时有呛咳说明有喉返神经麻痹
   D. 双侧喉返神经损伤可导致呼吸困难,甚至窒息

14. 下列哪项不是肺癌的主要转移途径: （　　）
   A. 直接扩散　　　　　　　　B. 淋巴转移
   C. 血行转移　　　　　　　　D. 种植

15. 支气管胸膜瘘一般常发生在术后: （　　）
   A. 3~4 天　　　　　　　　　B. 5~6 天
   C. 7~10 天　　　　　　　　 D. 10~12 天

16. 发生支气管胸膜瘘时,应将病人置于: （　　）
   A. 健侧卧位　　B. 患侧卧位　　C. 平卧位　　D. 半卧位

17. 下列说法哪项是正确的: （　　）
   A. 肌无力危象是由于抗胆碱酯酶药物过量所致
   B. 胆碱能危象是由于抗胆碱酯酶药物剂量不足所致
   C. 注射腾喜龙后如症状减轻者为肌无力危象
   D. 出现呼吸肌无力时,应用抗胆碱酯酶药物无效

(二) 多项选择题

18. 体外循环术后并发症有: （　　）
   A. 呼吸功能不全　　　B. 出血　　　　　C. 心率失常
   D. 心包填塞　　　　　E. 神经系统合并症

19. 冠状动脉搭桥术后对心包、纵隔引流管的护理正确的是：（　）
    A. 保持引流管通畅,定时挤压
    B. 记录引流液的量、色、性质的变化
    C. 注意观察有无心包填塞征象
    D. 注意观察有无活动性出血
    E. 观察引流液中有无血凝块

20. 心脏手术后常用的监测指标有：（　）
    A. HR、Bp、CVP
    B. PAWP、PCWP、CO
    C. RBC、WBC、PL、Hb
    D. 血清钾、钠、氯
    E. pH、$PaCO_2$、PaO_2

21. 心脏手术后常见的并发症有：（　）
    A. 心包填塞
    B. 心律失常
    C. 肺水肿
    D. 神经系统并发症
    E. AIDS

22. 典型的低心排综合征有哪些临床表现：（　）
    A. 血压下降
    B. 中心静脉压下降
    C. 肢体湿冷,脉搏细速
    D. 表情淡漠
    E. 尿量减少

23. 心脏手术后康复护理的内容包括：（　）
    A. 深呼吸锻炼
    B. 有效咳嗽锻炼
    C. 鼓励自己进食,不宜饱餐
    D. 服用强心药要教会病人数脉搏
    E. 服用华法林期间注意有无出血倾向

24. 反常呼吸的定义包括：（　）
    A. 相邻多根多处肋骨骨折
    B. 吸气时,软化区的胸壁内陷
    C. 吸气时,软化区的胸壁向外鼓出
    D. 呼气时,软化区向外鼓出
    E. 呼气时,软化区内陷

25. 相邻多根多处肋骨骨折急救与护理的主要措施包括：（　）
    A. 小范围胸壁软化时,用厚敷料压盖于软化区,再用多头胸带包扎胸廓
    B. 大范围胸壁软化时,采用体外牵引固定或手术内固定
    C. 吸氧
    D. 采用健侧向下卧位,利用身体重力压迫胸壁软化部位
    E. 鼓励病人咳嗽排痰

26. 诊断性胸腔镜手术的适应证： （ ）
    A. 胸膜疾病　　　　　　　　B. 肺疾病
    C. 食管疾病　　　　　　　　D. 心包疾病
    E. 胸部外伤

27. 胸外科病人手术前如何做好呼吸道护理： （ ）
    A. 有吸烟史者应劝其戒烟
    B. 训练病人做深呼吸运动及腹式呼吸
    C. 指导病人学会有效咳嗽与排痰方法
    D. 痰液黏稠者,行雾化吸入
    E. 术前常规应用抗生素

28. 胸外科病人手术后健康指导包括： （ ）
    A. 术后早期督促病人在床上活动肢体
    B. 上肢外展、上举锻炼
    C. 加强营养
    D. 鼓励病人经口进食
    E. 手爬墙锻炼

29. 胸腔闭式引流管安放位置正确的是： （ ）
    A. 排气管可置于锁骨中线第 2 肋间
    B. 排液管可置于腋前线第 6~8 肋间
    C. 排液管可置于腋中线第 6~8 肋间
    D. 排液管可置于腋后线第 6~8 肋间
    E. 脓胸常选在胸腔的最低位

30. 胸腔闭式引流管的拔管指征： （ ）
    A. 术后 48~72 小时
    B. 24 小时引流量<50 ml 或脓液<30 ml
    C. 24 小时引流量<30 ml 或脓液<10 ml
    D. 24 小时引流量<50 ml 或脓液<10 ml
    E. X 线胸片示肺膨胀良好、不漏气

31. 肺癌的主要临床表现有： （ ）
    A. 刺激性咳嗽　　　B. 咯血　　　　　C. 痰中带血
    D. 胸痛　　　　　　E. 发热

32. 肺切除术后的主要并发症有： （ ）
    A. 出血　　　　　　B. 肺不张　　　　C. 肺炎
    D. 心律失常　　　　E. 乳糜胸

习 题 答 案

☞单项选择题

1. A   2. A   3. D   4. B   5. A   6. D   7. A

8. C   9. C   10. D   11. D   12. D   13. B   14. D

15. C   16. B   17. C

☞多项选择题

18. ABCDE   19. ABCDE   20. ABCDE   21. ABCD

22. ACE   23. ABCDE   24. ABD   25. ABCE

26. ABDE   27. ABCD   28. ABCDE   29. ACD

30. ADE   31. ACDE   32. ABCD

（翟凤平）

五、泌尿外科

（一）单项选择题

1. 关于血尿的叙述,错误的是: （   ）

   A. 血尿即尿液中带血液

   B. 1000 ml 尿中含 10 ml 血液即呈肉眼血尿

   C. 借助显微镜见到尿液中含红细胞即为镜下血尿

   D. 根据尿液中血液含量的多少将血尿分为镜下血尿和肉眼血尿

2. 下列血尿的护理措施,错误的是: （   ）

   A. 有症状血尿应重视,无症状血尿不必重视

   B. 观察出血性质和排尿情况

   C. 观察排尿中血尿的变化

   D. 血尿严重时应卧床休息,按时测量血压、脉搏

3. 尿路结石的临床表现,错误的是: （   ）

   A. 肾和输尿管结石的主要临床表现有疼痛、血尿

   B. 膀胱结石的临床表现主要是膀胱刺激症状

   C. 膀胱结石典型症状为排尿突然中断,变换体位又能继续排尿

   D. 尿道结石表现为排尿困难和排尿终末疼痛

4. 尿石症病人的护理措施,错误的是: （ ）

A. 术后绝对卧床 1 个月　　　　　B. 肠蠕动恢复后可进食

C. 饮水每日 3000～4000 ml　　　　D. 保持引流通畅

5. 前列腺增生的临床表现不包括: （ ）

A. 尿频　　　　B. 尿急　　　　C. 排尿困难　　　　D. 尿潴留

6. 下列关于 TUR 综合征的叙述,错误的是: （ ）

A. TUR 是由于术中大量的冲洗液被吸收,使血容量急剧增加,形成稀释性低钠血症

B. 病人表现烦躁、恶心、抽搐、昏迷

C. 应减慢输液速度,给予利尿剂、脱水剂

D. TUR 综合征是前列腺术后常见的并发症

7. 膀胱肿瘤的临床表现不包括: （ ）

A. 无痛性血尿　　　　　　　　　B. 排尿困难

C. 肾积水　　　　　　　　　　　D. 排尿突然中断

8. 泌尿系统外科疾病中排尿改变不包括: （ ）

A. 尿频　　　　B. 尿痛　　　　C. 血尿　　　　D. 遗尿

9. 膀胱冲洗的目的不包括: （ ）

A. 保持尿液引流通畅　　　　　　B. 治疗某些膀胱疾病

C. 辅助诊断某些膀胱疾病　　　　D. 防止膀胱内血块形成

(二) 多项选择题

10. 泌尿系统外科疾病中尿液改变包括: （ ）

A. 尿量　　　　　　B. 血尿　　　　　　C. 气尿

D. 遗尿　　　　　　E. 混浊尿

11. 血尿的常见病因有: （ ）

A. 泌尿系感染　　　　B. 泌尿系结石　　　　C. 泌尿系肿瘤

D. 泌尿系外伤　　　　E. 泌尿系结核病

12. 关于膀胱冲洗,其方法包括: （ ）

A. 冲洗溶液的温度为 38～40℃

B. 冲洗液常为等渗盐水,不可在冲洗液中加入其他药物

C. 持续膀胱冲洗时,根据引流液的量及颜色调节滴入速度

D. 间断膀胱冲洗时,当病人有尿意后停止滴入冲洗液

E. 小剂量膀胱冲洗时,应先嘱病人排尽尿液再注药,注药后卧床休息,暂不排尿

13. 肾移植术后可发生的并发症有： （ ）
   A. 排异反应　　　　　　B. 出血　　　　　　C. 尿瘘
   D. 尿路梗阻　　　　　　E. 消化道出血

14. 肾移植病人术后护理措施包括： （ ）
   A. 平卧位,肾移植侧下肢髋、膝关节各屈曲 15°～25°
   B. 低盐、低蛋白清淡饮食
   C. 监测生命体征、尿液、体重
   D. 原则上不经手术侧的下肢及血液透析的动静脉造瘘的上肢静脉输液
   E. 若发生排斥反应,应立即切除移植肾

15. 膀胱肿瘤病人的护理要点包括： （ ）
   A. 术后每 3 个月复查一次膀胱镜
   B. 若有病情变化应及时到医院化疗或放疗
   C. 可控膀胱病人,坚持定时放尿
   D. 引流管应妥善固定,保持通畅,密切观察引流量及颜色
   E. 术后应防止出血、漏尿、感染等并发症

16. 肾损伤非手术治疗病人的护理措施有： （ ）
   A. 绝对卧床休息 2～4 周
   B. 2～3 个月内不宜参加体力劳动或竞技运动
   C. 腰腹部明显疼痛者,给予精神上的安慰,避免使用止痛剂,以免掩盖病情
   D. 避免躁动而加重出血
   E. 动态观察血压、脉搏

习 题 答 案

☞单项选择题
   1. B　　2. A　　3. D　　4. A　　5. B　　6. D　　7. D
   8. C　　9. C
☞多项选择题
   10. ABCE　　11. ABCDE　　12. ACDE　　13. ABCDE
   14. ABCD　　15. ACDE　　16. ABDE

（梁　爽）

六、骨 科

（一）单项选择题

1. 骨科长期卧床病人的护理措施下列哪项不妥： （ ）
   A. 选择合适卧位　　　　　　B. 避免局部受压
   C. 减少体位变换　　　　　　D. 预防肢体畸形

2. 骨折的局部症状不包括： （ ）
   A. 畸形　　　　　　　　　　B. 弹性固定
   C. 骨擦音　　　　　　　　　D. 异常活动

3. 骨折的处理原则除外哪项： （ ）
   A. 复位　　　　　　　　　　B. 固定
   C. 康复治疗　　　　　　　　D. 特殊饮食

4. 骨折的急救处理不包括： （ ）
   A. 抢救休克　　　　　　　　B. 包扎伤口
   C. 手术复位　　　　　　　　D. 迅速转运

5. 下列关节镜检查术后的护理要点，错误的是： （ ）
   A. 患肢绷带包扎
   B. 患肢抬高,略高于心脏平面
   C. 局部热敷以促进血液循环
   D. 早期主动活动踝关节和脚趾

6. 全髋关节置换术后病人的护理要点,错误的是： （ ）
   A. 术后术侧肢体一般取外展中立位
   B. 避免髋关节内收和旋转
   C. 肢体下垫软枕,使膝、髋关节稍屈曲
   D. 6 小时后可撤除软枕,伸直患肢

7. 全髋关节置换术后病人的健康教育内容不包括： （ ）
   A. 禁止病人转向手术侧取物　　B. 禁止使用足底静脉泵或弹力袜
   C. 禁止二郎腿动作　　　　　　D. 避免坐凳过低

8. 下列膝关节表面置换术后病人的护理要点,错误的是： （ ）
   A. 患肢抬高
   B. 术后早期膝关节被动活动
   C. 若发现局部红、肿、热、痛等感染迹象应立即局部理疗
   D. 睡眠时膝关节固定在伸直位

9. 下列颈肩痛病人的健康教育的内容,错误的是: （ ）
   A. 教会病人牵引、推拿、按摩的方法
   B. 教会病人牵引、推拿、按摩的注意事项
   C. 工作中,定时改变姿势
   D. 睡眠时,用软床,注意睡眠姿势

10. 断肢(指)再植后易发生血管危象的时间是: （ ）
   A. 术后 12 小时内　　　　　　B. 术后 24 小时内
   C. 术后 48 小时内　　　　　　D. 术后 72 小时内

11. 骨筋膜室综合征最多见于: （ ）
   A. 上臂掌侧　　　　　　　　　B. 足背
   C. 大腿　　　　　　　　　　　D. 前臂掌侧和小腿

12. 慢性血源性骨髓炎术后持续冲洗引流的时间为: （ ）
   A. 0~1 周　　　　　　　　　　B. 2~4 周
   C. 5~6 周　　　　　　　　　　D. 7~8 周

13. 对截肢病人进行残肢护理时,错误的一项是: （ ）
   A. 观察残端有无肿胀、发红、水疱、渗液
   B. 伤口愈合后需整天穿义肢
   C. 用棉垫加弹力绷带在残肢近侧加压包扎
   D. 为了残肢的舒适最好穿上袜子

(二) 多项选择题

14. 骨科长期卧床病人常发生的肢体畸形有: （ ）
   A. 肩内收畸形　　　　　　　　B. 髋关节外展畸形
   C. 髋关节屈曲畸形　　　　　　D. 足下垂畸形
   E. 膝关节外展畸形

15. 下列关于石膏绷带固定术后应注意: （ ）
   A. 石膏未干时应用垫枕垫好　　B. 不可用手指顶压石膏表面
   C. 设法使石膏尽快干燥　　　　D. 保持石膏的清洁干燥
   E. 变换体位时保护石膏勿折裂

16. 影响有效牵引的因素包括: （ ）
   A. 牵引重量　　　　B. 牵引器具　　　　C. 牵引轴线
   D. 抬高臀部　　　　E. 肢体的肿胀程度

17. 牵引术的并发症有: （ ）
   A. 皮肤水疱、溃疡　　B. 牵引针眼感染　　C. 窒息

D. 关节僵硬　　　　　E. 血栓性静脉炎

18. 创伤性高位截瘫病人的护理要点是：　　　　　　　　　　　　（　　）

    A. 维持呼吸平衡　　　　B. 增强自理能力　　　　C. 训练规律排便

    D. 指导正确的功能锻炼　E. 预防并发症

19. 关节脱位的特有体征有：　　　　　　　　　　　　　　　　　（　　）

    A. 畸形　　　　　　　　B. 弹性固定　　　　　　C. 关节盂空虚

    D. 异常活动　　　　　　E. 骨擦感

20. 关节镜检查的适应证有：　　　　　　　　　　　　　　　　　（　　）

    A. 半月板损伤　　　　　B. 韧带断裂　　　　　　C. 髌骨退行性变

    D. 关节炎　　　　　　　E. 膝部肿瘤

21. 关节镜检查术后健康教育的内容包括：　　　　　　　　　　　（　　）

    A. 轻度肿胀时,继续抬高和冷敷患肢

    B. 逐渐延长站立和行走时间

    C. 不要服用阿司匹林

    D. 不要用乙醇溶解止痛药

    E. 训练膝关节功能

22. 腰腿痛病人的健康教育的内容包括：　　　　　　　　　　　　（　　）

    A. 有脊髓受压时配带腰围 3~6 个月

    B. 病人睡眠时应卧硬板床

    C. 病人行走和站立时应抬头、挺胸、收腹

    D. 病人坐位时应身体靠向椅背,并在腰部垫一靠枕

    E. 长时间站立或坐位时经常改变体位

23. 对断肢(指)再植病人的护理,正确的是：　　　　　　　　　　（　　）

    A. 注意病人的全身情况

    B. 控制残端出血

    C. 离体肢体置入 10℃冰箱内冷藏

    D. 残肢如有大血管损伤可用止血带结扎

    E. 若为多个手指应分别予以标记

24. 下列关于骨筋膜室综合征的描述,正确的是：　　　　　　　　（　　）

    A. 是骨筋膜室内肌肉和神经因急性缺血产生的早期症候群

    B. 早期患肢疼痛轻晚期疼痛剧烈

    C. 指(趾)呈屈曲状态

    D. 确诊后立即切开减压

    E. 术前应抬高患肢

25. 急性血源性骨髓炎的护理要点是：   （   ）
    A. 严密观察病情
    B. 儿童患者应记录出入量,观察神志的变化
    C. 注意邻近关节有无红、肿、热、痛或积液出现
    D. 抬高患肢,限制患肢活动
    E. 鼓励多饮水,给流质或半流质饮食
26. 对截肢病人的护理正确的是：   （   ）
    A. 观察生命体征
    B. 床边备有止血带
    C. 睡硬板床,每隔 6～8 小时俯卧 20～30 分钟
    D. 观察残端有无肿胀、发红、水泡、渗液
    E. 患肢顽固性疼痛者可行精神心理治疗

习 题 答 案

☞单项选择题
    1. C   2. B   3. D   4. C   5. C   6. D   7. B
    8. C   9. D   10. C   11. D   12. B   13. C
☞多项选择题
    14. ACD   15. ABCDE   16. ABC   17. ABCDE
    18. ABCDE   19. ABC   20. ABCD   21. ACDE
    22. ABCDE   23. ABDE   24. ACD   25. ABCDE
    26. ABDE

（樊桂莲）

第四节　妇产科

一、妇　科

(一) 单项选择题

1. 滴虫性阴道炎白带的特征为：　　　　　　　　　　　　　　　　( )
   A. 干酪样　　　　　　　　　　B. 豆渣样
   C. 黄水样　　　　　　　　　　D. 稀薄泡沫状

2. 念珠菌性阴道炎白带的特点为：　　　　　　　　　　　　　　　( )
   A. 泡沫状　　　　　　　　　　B. 脓性
   C. 干酪样或豆渣样　　　　　　D. 乳白色黏液状

3. 滴虫性阴道炎患者灌洗液最宜选用：　　　　　　　　　　　　　( )
   A. 0.5%醋酸溶液　　　　　　　B. 1:5000 呋喃西林液
   C. 2%～4%碳酸氢钠溶液　　　　D. 生理盐水

4. 念珠菌性阴道炎患者灌洗液最宜选用：　　　　　　　　　　　　( )
   A. 1%乳酸溶液　　　　　　　　B. 2%～4%碳酸氢钠溶液
   C. 1:5000 高锰酸钾溶液　　　　D. 0.5%醋酸溶液

5. 下列哪种阴道炎患者可使用雌激素制剂来提高阴道抵抗力：　　( )
   A. 滴虫性阴道炎　　　　　　　B. 念珠菌性阴道炎
   C. 老年性阴道炎　　　　　　　D. 外阴炎

6. 一旦确诊葡萄胎,应迅速采取的措施为：　　　　　　　　　　　( )
   A. 清除宫腔内容物　　　　　　B. 切除子宫
   C. 化疗　　　　　　　　　　　D. 放疗

7. 宫颈重度糜烂是指：　　　　　　　　　　　　　　　　　　　( )
   A. 糜烂面积小于整个宫颈面积的 1/3
   B. 糜烂面积占整个宫颈面积的 1/3～2/3
   C. 糜烂面积小于整个宫颈面积的 2/3
   D. 糜烂面积大于整个宫颈面积的 2/3

8. 常见、简单的早期发现宫颈癌最有效的方法是：　　　　　　　( )
   A. B 型超声波检查　　　　　　B. 诊断性刮宫
   C. 白带常规检查　　　　　　　D. 子宫颈组织细胞学检查

9. 子宫内膜癌常见的诊断方法,除外哪项: （　　）
   A. 阴道镜　　　　　　　　　　B. 宫腔镜
   C. B型超声波检查　　　　　　 D. 诊断性刮宫

10. 子宫内膜癌早期白带的改变为: （　　）
    A. 水样或水样血性　　　　　　B. 脓性
    C. 脓血性　　　　　　　　　　D. 白带有臭味

11. 良性卵巢肿瘤的处理方法正确的是: （　　）
    A. 先放疗再手术治疗　　　　　B. 立即手术,辅以化疗
    C. 立即手术　　　　　　　　　D. 一律切除双侧卵巢

12. 黄体破裂的临床特点,除外哪项: （　　）
    A. 下腹突然剧痛　　　　　　　B. 有停经史
    C. 可有恶心、呕吐、休克　　　 D. 后穹隆饱满,宫颈举痛

13. 下列有关无排卵性功能失调性子宫出血的治疗原则叙述错误的是:
    （　　）
    A. 多见于青春期和围绝经期妇女
    B. 围绝经期妇女止血后以调整周期、减少经量为原则
    C. 青春期少女应以止血和调整周期为主
    D. 青春期功能失调性子宫出血治疗宜常规刮宫

14. 不孕症是指婚后未避孕、有正常性生活、同居多少年以上未妊娠者:
    （　　）
    A. 1年　　　　B. 2年　　　　C. 3年　　　　D. 4年

15. 继发不孕通常是指婚后曾有过妊娠,而后未避孕,连续多少年不孕者:
    （　　）
    A. 1年　　　　B. 1.5年　　　C. 2年　　　　D. 2.5年

16. 原发性闭经是指年满几岁后无月经来潮者: （　　）
    A. 12岁　　　　B. 14岁　　　C. 16岁　　　　D. 18岁

17. 继发性闭经是指曾建立正常月经后,因某种病理性原因而月经停止几个
    月以上者: （　　）
    A. 4个月　　　　　　　　　　B. 6个月
    C. 8个月　　　　　　　　　　D. 12个月

18. 下列有关原发性痛经叙述,正确的是: （　　）
    A. 生殖器官无器质性病变　　　B. 由子宫内膜异位症引起
    C. 由盆腔炎引起　　　　　　　D. 由宫颈狭窄引起

19. 晚育是指按法定年龄推迟多少年以上生育的：　　　　　　　（　　）
    A. 1 年　　　　　　　B. 2 年　　　　　C. 3 年　　　　　D. 4 年

20. 药物流产最常用的药物是：　　　　　　　　　　　　　　　（　　）
    A. 黄体酮　　　　　B. 前列腺素　　　C. 米非司酮　　　D. 甲地孕酮

21. 如人工流产术中出现子宫穿孔，下列哪项处理措施是错误的：　（　　）
    A. 立即停止操作
    B. 观察生命体征、腹痛及有无出血情况
    C. 给予宫缩剂及抗生素
    D. 减小负压继续完成手术

22. 正常妇女排卵后基础体温可升高：　　　　　　　　　　　　（　　）
    A. 0.1～0.2℃　　　　　　　　　B. 0.3～0.5℃
    C. 0.6～1℃　　　　　　　　　　D.1℃

23. 基础体温测定至少必须连续测定几个月：　　　　　　　　　（　　）
    A. 2 个月　　　　　　B. 3 个月　　　C. 1 个月　　　　D. 4 个月

(二) 多项选择题

24. 女性生殖系统的自然防御功能包括：　　　　　　　　　　　（　　）
    A. 两侧大阴唇自然合拢　　　　B. 盆底肌的作用
    C. 阴道自净作用　　　　　　　D. 输卵管的蠕动作用
    E. 宫颈黏液栓的作用

25. 滴虫性阴道炎患者的护理措施包括：　　　　　　　　　　　（　　）
    A. 注意消毒隔离，避免重复感染
    B. 治疗期间避免性交
    C. 如性伴侣检查有滴虫感染时应同时治疗
    D. 治疗后检查白带连续三次阴性方可称治愈
    E. 孕早期患者可口服灭滴灵治疗

26. 慢性盆腔炎可导致患者：　　　　　　　　　　　　　　　　（　　）
    A. 输卵管、卵巢积水　　　　　B. 月经失调
    C. 不孕　　　　　　　　　　　D. 容易疲劳
    E. 输卵管、卵巢囊肿

27. 葡萄胎的临床表现包括：　　　　　　　　　　　　　　　　（　　）
    A. 停经后阴道流血　　　　　　B. 子宫异常增大、变硬
    C. 卵巢黄素化囊肿　　　　　　D. 妊娠呕吐及妊高征征象
    E. 阵发性下腹隐痛

28. 葡萄胎患者出院随访内容包括： （　　）

    A. 血、尿 HCG

    B. 阴道异常出血、咳嗽、咯血及其他转移症状

    C. 妇科检查

    D. 盆腔 B 超检查

    E. X 线胸片检查

29. 患葡萄胎 2 年内避免选用的避孕方式为： （　　）

    A. 宫内节育器　　　　　　　　B. 药物避孕

    C. 避孕套　　　　　　　　　　D. 避孕膜

    E. 安全期避孕

30. 子宫肌瘤根据发展过程中与子宫肌壁的关系可分为： （　　）

    A. 肌壁间肌瘤　　　　　　　　B. 浆膜下肌瘤

    C. 黏膜下肌瘤　　　　　　　　D. 子宫颈肌瘤

    E. 阔韧带肌瘤

31. 宫颈癌的早期症状包括： （　　）

    A. 接触性出血　　　　　　　　B. 阴道排液

    C. 消瘦　　　　　　　　　　　D. 腰骶部痛或坐骨神经痛

    E. 下肢肿胀疼痛

32. 卵巢肿瘤常见的并发症有： （　　）

    A. 蒂扭转　　　　　B. 破裂　　　　　　　C. 感染

    D. 恶变　　　　　　E. 出血

33. 妇科常见的急腹症有： （　　）

    A. 异位妊娠　　　　　　　　　B. 黄体破裂

    C. 卵巢囊肿破裂　　　　　　　D. 卵巢囊肿蒂扭转

    E. 盆腔炎

34. 围绝经期综合征需采取的护理措施有： （　　）

    A. 心理护理　　　　　　　　　B. 增加钙质和维生素 D 的摄取

    C. 有规律地运动　　　　　　　D. 预防感染

    E. 指导用药

35. 辅助生育技术包括： （　　）

    A. 体外受精和胚胎移植(IVF - ET)

    B. 配子输卵管或宫腔内移植(GIFT 或 GIUT)

    C. 卵细胞浆内单精子注射(ICSI)

    D. 人工授精

E. 种植前遗传学诊断（PGD）

36. 计划生育的具体内容包括： （　　）
    A. 晚婚　　　　　　　B. 晚育　　　　　　　　C. 节育
    D. 优生优育　　　　　E. 绝育

37. 放置宫内节育器的禁忌证有： （　　）
    A. 月经过多、过频　　　　　　B. 宫颈过松
    C. 子宫脱垂　　　　　　　　　D. 生殖道肿瘤
    E. 全身严重性疾病

38. 人工流产术常见的并发症有： （　　）
    A. 子宫穿孔　　　　　　　　　B. 人工流产综合征
    C. 吸宫不全或漏吸　　　　　　D. 感染
    E. 术中出血

习 题 答 案

☞ 单项选择题

1. D　　2. C　　3. A　　4. B　　5. C　　6. A　　7. D
8. D　　9. A　　10. A　　11. C　　12. B　　13. D　　14. B
15. C　　16. D　　17. B　　18. A　　19. C　　20. C　　21. D
22. B　　23. B

☞ 多项选择题

24. ABCDE　　25. ABCD　　26. ABCDE　　27. ACDE
28. ABCDE　　29. AB　　30. ABC　　31. AB
32. ABCD　　33. ABCD　　34. ABCE　　35. ABCDE
36. ABCD　　37. ABCDE　　38. ABCDE

二、产 科

（一）单项选择题

1. 排卵一般发生在何时： （　　）
   A. 本次月经干净后 14 天左右　　B. 下次月经来潮前 14 天左右
   C. 月经干净后 3～7 天　　　　　D. 下次月经来潮前 10 天

2. 正常胎动每小时多少次： （ ）
   A. 1～2 次　　　　　　　　　B. 2～3 次
   C. 3～5 次　　　　　　　　　D. 5～6 次

3. 产前检查时间应从何时开始： （ ）
   A. 孕 3 月　　　　　　　　　B. 孕 4 月
   C. 孕 5 月　　　　　　　　　D. 从确诊早孕开始

4. 正常孕妇在妊娠 28 周以后、36 周以前每隔几周做一次产前检查： （ ）
   A. 2 周　　　　B. 3 周　　　　C. 1 周　　　　D. 4 周

5. 对有遗传病家族史或分娩史的孕妇应在何时抽羊水做染色体核型分析：
   （ ）
   A. 妊娠早期　　　　　　　　B. 妊娠中期
   C. 妊娠 32～34 周　　　　　D. 妊娠 35～37 周

6. 临床上最常见的胎方位是： （ ）
   A. 枕右前位　　　　　　　　B. 枕左前位
   C. 骶左前位　　　　　　　　D. 枕左后位

7. 胎儿身体纵轴与母体身体纵轴之间的关系称为： （ ）
   A. 胎产式　　　　B. 胎先露　　　　C. 胎方位　　　　D. 骨盆轴

8. 孕妇通常在何时开始自觉胎动： （ ）
   A. 16～18 周　　　　　　　　B. 18～20 周
   C. 20～22 周　　　　　　　　D. 22～24 周

9. 下列有关早产的叙述正确的是： （ ）
   A. 妊娠满 42 周及其后分娩
   B. 妊娠满 37 周至不满 42 足周间分娩
   C. 妊娠满 36 周至不满 42 足周间分娩
   D. 妊娠满 28 周至不满 37 足周间分娩

10. 临产后最主要的产力是： （ ）
    A. 子宫收缩力　　　　　　　B. 腹肌、膈肌收缩力
    C. 子宫韧带收缩力　　　　　D. 肛提肌收缩力

11. 总产程不应超过多少小时： （ ）
    A. 2 小时　　　　　　　　　B. 8 小时
    C. 16 小时　　　　　　　　 D. 24 小时

12. 第一产程是指： （ ）
    A. 规律宫缩开始至胎儿娩出　　B. 规律宫缩开始到胎盘娩出
    C. 规律宫缩开始至宫口开全　　D. 宫口开全至胎儿娩出

13. 产褥期是指： （ ）
    A. 从胎儿娩出到产妇全身各器官恢复正常状态所需的时间
    B. 从胎盘娩出到产妇全身各器官(乳房除外)恢复或接近正常未孕状态所需的时间
    C. 从胎盘娩出到产妇全身各器官恢复正常状态所需的时间
    D. 从胎儿娩出到产妇子宫复原所需的时间

14. 习惯性流产是指： （ ）
    A. 自然流产连续发生 2 次以上　　B. 连续人工流产 3 次或以上者
    C. 反复多次流产　　　　　　　　D. 自然流产连续发生 3 次或以上者

15. 为预防和控制子痫发作,首选药物是： （ ）
    A. 利血平　　　　　　　　　　　B. 复方降压片
    C. 安定　　　　　　　　　　　　D. 硫酸镁

16. 硫酸镁用于妊高征解痉治疗时一旦中毒应立即选用的药物是： （ ）
    A. 洛贝林　　　　　　　　　　　B. 可拉明
    C. 硫代硫酸钠　　　　　　　　　D. 10%葡萄糖酸钙

17. 用硫酸镁治疗妊娠高血压综合征如发生中毒最早出现的症状是： （ ）
    A. 呼吸减慢　　　　　　　　　　B. 膝反射消失
    C. 心率减慢　　　　　　　　　　D. 尿量减少

18. 初产妇孕 32 周时测得 Bp150/120 mmHg,水肿(＋＋)、尿蛋白(＋),自觉轻度头晕,该孕妇的初步诊断为： （ ）
    A. 妊娠水肿　　B. 轻度妊高征　　C. 中度妊高征　　D. 重度妊高征

19. 前置胎盘的主要症状是： （ ）
    A. 妊娠晚期或临产时,发生无诱因、无痛性反复阴道流血
    B. 出血伴有腹痛
    C. 外出血与病人症状不成比例
    D. 子宫底升高,有压痛

20. 胎盘早剥的处理原则是： （ ）
    A. 纠正休克、及时终止妊娠　　　B. 应用纤维蛋白原
    C. 催产素促进及早分娩　　　　　D. 立即剖宫产

21. 胎膜早破者,为防止脐带脱垂,下列护理措施错误的是： （ ）
    A. 侧卧位
    B. 胎先露浮者卧床休息,必要时可床边走动
    C. 抬高臀部
    D. 平卧位

22. 导致产后出血最常见的原因是：   （   ）
    A. 软产道裂伤   B. 凝血功能障碍
    C. 子宫收缩乏力   D. 胎盘因素
23. 产后出血是指：   （   ）
    A. 产褥期阴道出血达 500 ml 以上
    B. 胎儿娩出后 24 小时内阴道流血量超过 500 ml 者
    C. 胎盘娩出后 24 小时内阴道流血量达 500 ml 以上
    D. 临产后到胎盘娩出，阴道流血量达 500 ml 以上

（二）多项选择题

24. "TORCH"是指下列哪些病原体：   （   ）
    A. 弓形虫   B. 梅毒螺旋体   C. 巨细胞病毒
    D. 风疹病毒   E. 单纯疱疹病毒
25. 恶露分为哪几种：   （   ）
    A. 血性恶露   B. 浆液恶露   C. 白色恶露
    D. 黄色恶露   E. 红色恶露
26. 子痫病人的护理要点包括：   （   ）
    A. 取正仰卧位   B. 专人护理，置单人病室
    C. 保持呼吸道通畅   D. 防受伤，防咬伤，避免刺激
    E. 观察病情，并有护理记录
27. 孕妇合并心脏病容易诱发心衰的时期是：   （   ）
    A. 妊娠 30～32 周   B. 妊娠 32～34 周
    C. 分娩期   D. 产褥期最初 3 天内
    E. 产后 7 天内
28. 妊娠合并心脏病的孕妇，早期心衰的临床表现有：   （   ）
    A. 轻微活动后即出现胸闷、气急
    B. 休息时心率超过 110 次/分
    C. 休息时呼吸超过 20 次/分
    D. 下肢出现水肿
    E. 肺底部有少量持续性湿啰音，咳嗽后不消失
29. 晚期产后出血的主要病因有：   （   ）
    A. 胎盘残留   B. 蜕膜残留
    C. 胎膜残留   D. 子宫复旧不全
    E. 凝血功能障碍

30. 母乳喂养的益处有： （　　）
　　A. 营养丰富　　　　　　　B. 喂养方便
　　C. 增强免疫力　　　　　　D. 有助于增进母子感情
　　E. 抑制排卵

31. 新生儿抚触的优点有： （　　）
　　A. 促进新生儿的生长发育　　B. 增强免疫力和应激力
　　C. 促进食物的消化吸收　　　D. 增加睡眠, 减少婴儿哭闹
　　E. 促进母婴感情交流

32. 目前新生儿疾病筛查的病种有： （　　）
　　A. 糖尿病　　　　　　　　B. 苯丙酮尿症
　　C. 骨软化症　　　　　　　D. 先天性甲状腺功能低下症
　　E. 先天性肾上腺皮质增生症

习 题 答 案

👉 单项选择题

　　1. B　　2. C　　3. D　　4. A　　5. B　　6. B　　7. A
　　8. B　　9. D　　10. A　　11. D　　12. C　　13. B　　14. D
　　15. D　　16. D　　17. B　　18. C　　19. A　　20. A　　21. B
　　22. C　　23. B

👉 多项选择题

　　24. ABCDE　　25. ABC　　26. BCDE　　27. BCD
　　28. ABCE　　29. ABCD　　30. ABCDE　　31. ABCDE
　　32. BDE

第五节　儿　科

(一) 单项选择题

1. 下列哪项不是新生儿颅内出血的护理要点： （　　）

   A. 保持安静,减少搬动或过多刺激

   B. 预防感染

   C. 保持呼吸道通畅,维持血氧分压在正常范围

   D. 保证热量供给,维持正常体温

2. 有关新生儿病理性黄疸的特点,错误的是： （　　）

   A. 黄疸出现早、进展快

   B. 黄疸程度重

   C. 黄疸持续 1～2 周

   D. 直接胆红素大于 26 μmol/L

3. 新生儿中度缺血缺氧性脑病的临床表现为： （　　）

   A. 以兴奋症状为主

   B. 嗜睡及肌张力减低,部分患儿出现惊厥

   C. 以抑制状态为主

   D. 肌张力低下,昏迷

4. 维生素 A、D 缺乏常致： （　　）

   A. 夜盲症、佝偻病　　　　　　　　B. 佝偻病、脚气病

   C. 干眼症、坏血病　　　　　　　　D. 脚气病、坏血病

5. 人工喂养的适应证,除外哪项： （　　）

   A. 母亲患急、慢性传染病　　　　　B. 半乳糖血症的婴儿

   C. 严重肝、心脏疾病不宜哺乳　　　D. 急性乳腺炎

6. 小儿体液平衡的特点是： （　　）

   A. 年龄越小,体液总量相对越多

   B. 年龄越小,需水量相对越少

   C. 年龄越小,越不易发生电解质代谢紊乱

   D. 年龄越小,体液调节功能越强,越不易出现脱水

7. 小儿补液常用的溶液,错误的是： （　　）

   A. 10%葡萄糖溶液　　　　　　　　B. 10%氯化钠、10%氯化钾

   C. 3∶1 等张含钠液　　　　　　　　D. 口服补盐液

8. 先天性巨结肠患儿行回流灌肠时,错误的是: （ ）

    A. 选用生理盐水溶液

    B. 选用清水灌肠

    C. 灌肠前需摄片确定插肛管深度和方向

    D. 以轻柔手法按肠曲方向缓慢插入肛管

9. 哮喘患儿按压喷药于咽喉部时,应指导患儿: （ ）

    A. 深吸气,闭口屏气 10 秒   B. 深呼气,闭口屏气 10 秒

    C. 深吸气,闭口屏气 15 秒   D. 深吸气,闭口屏气 5 秒

10. 有关麻疹黏膜斑的特点,错误的是: （ ）

    A. 麻疹黏膜斑位于下磨牙相对应的颊黏膜上

    B. 为 0.5~1.0 mm 大小灰白色小点

    C. 出疹 1~2 天后逐渐消失,消失后留有暗红色小点

    D. 于发疹前 48~72 小时出现

11. 水痘患儿皮肤瘙痒时,错误的处理为: （ ）

    A. 用温水洗浴,局部涂 5% 碳酸氢钠

    B. 用手抓

    C. 口服抗组胺药物

    D. 分散注意力

12. 关于中毒性菌痢的临床特征,错误的是: （ ）

    A. 急起高热,反复惊厥

    B. 嗜睡、昏迷

    C. 早期出现严重消化道症状

    D. 迅速发生循环衰竭、呼吸衰竭

13. 小儿高热惊厥的紧急处理,错误的是: （ ）

    A. 惊厥发作时立即搬至抢救室进行抢救

    B. 及时清除口鼻咽分泌物,保持呼吸道通畅

    C. 密切观察生命体征、瞳孔及神志改变

    D. 专人守护,防止坠床和碰伤

14. 蓝光照射疗法的注意事项,错误的是: （ ）

    A. 光疗前为患儿清洁皮肤,剪短指甲

    B. 按时测量患儿体温及暖箱内温度

    C. 光疗期间禁食、禁饮,防止呕吐

    D. 记录灯管使用时间

(二) 多项选择题

15. 儿童机体方面的特点有： （ ）

    A. 儿童骨骼不易骨折但易变形

    B. 婴儿易发生水、电解质紊乱

    C. 儿童易发生呼吸道、消化道感染

    D. 儿童起病急、猛，变化快，但恢复快

    E. 儿童期加强各类疾病预防和干预，可减少成年后疾病的发生

16. 儿童体格生长常用指标有： （ ）

    A. 头围   B. 胸围、腹围   C. 上臂围

    D. 身长、体重   E. 皮下脂肪

17. 小儿预防接种时应注意： （ ）

    A. 严格检查并登记生物制品的标签、包装和药液质量

    B. 备好急救用品，严密观察并及时处理接种后反应

    C. 接种活疫苗、菌苗时皮肤只能用 75％乙醇消毒

    D. 废弃活疫苗应烧毁

    E. 严格掌握禁忌证

18. 足月新生儿的特殊生理状态有： （ ）

    A. 生理性体重下降   B. 生理性黄疸   C. 假月经

    D. 乳腺肿大   E. 上皮珠

19. 早产儿的护理要点包括： （ ）

    A. 保持体温恒定   B. 维持有效呼吸   C. 合理喂养

    D. 预防感染   E. 观察病情变化

20. 新生儿肺透明膜病的主要临床表现有： （ ）

    A. 出生后 4～6 小时出现呼吸困难，并进行性加重

    B. 吸气时胸廓凹陷，呼气呻吟

    C. 面色苍白

    D. 肺呼吸音减轻，有细湿啰音

    E. 意识改变

21. 新生儿颅内出血的病因有： （ ）

    A. 产前、产时、产后的缺血、缺氧

    B. 产伤   C. 高渗液体快速输入

    D. 凝血因子缺乏   E. 机械通气不当

22. 新生儿病理性黄疸的常见原因有：   （   ）

   A. 感染   B. 新生儿溶血   C. 胆道闭锁

   D. 肝炎   E. 败血症

23. 添加辅食的原则是：   （   ）

   A. 从少到多   B. 从细到粗   C. 由稀到稠

   D. 由一种到多种   E. 可以少量成人食物代替辅食

24. 可添加新辅食的指标是：   （   ）

   A. 软便   B. 易哭闹   C. 体重增加规则

   D. 喜进食   E. 入睡好

25. 小儿补液原则包括：   （   ）

   A. 急需先补   B. 先慢后快   C. 先快后慢

   D. 见尿补钾   E. 先胶后晶

26. 小儿腹泻的护理要点有：   （   ）

   A. 加强消毒隔离   B. 加强臀部皮肤护理   C. 暂停母乳喂养

   D. 加强生命体征、水、电解质及大便的观察

   E. 服用 ORS 液时应适当增加水分

27. 空气灌肠后,肠套叠已复位的表现有：   （   ）

   A. 安静入睡,停止呕吐

   B. 腹部肿块消失

   C. 肛门排气

   D. 口服活性炭 0.5～1 g 6～8 小时后大便内见炭末排出

   E. 排出少许血便,继而变化黄色

28. 下列属于左向右分流型先天性心脏病的有：   （   ）

   A. 法洛四联症   B. 室间隔缺损   C. 房间隔缺损

   D. 动脉导管未闭   E. 主动脉狭窄

29. 法洛四联症患儿的护理要点包括：   （   ）

   A. 严重时卧床休息、吸氧

   B. 缺氧发作时立即置膝胸卧位

   C. 供给充足液体,以防血栓形成

   D. 严密观察病情

   E. 加强心理护理

30. 有关麻疹患儿的隔离措施,正确的是：   （   ）

   A. 立即呼吸道隔离至出疹后 3 日   B. 立即呼吸道隔离至出疹后 5 日

   C. 有并发症者隔离到出疹后 10 日   D. 有并发症者隔离到出疹后 21 日

E. 接触的易感儿隔离观察 21 日

31. 流行性腮腺炎可同时累及： （ ）

    A. 扁桃体   B. 颌下腺   C. 甲状腺

    D. 舌下腺   E. 颈淋巴结

32. 流行性腮腺炎常见的并发症有： （ ）

    A. 脑膜脑炎   B. 男孩可并发睾丸炎

    C. 青春期后女孩可并发卵巢炎   D. 细菌性心内膜炎

    E. 肾盂肾炎

33. 中毒性菌痢的护理要点包括： （ ）

    A. 综合使用降温措施   B. 迅速建立静脉通道,抗休克

    C. 控制惊厥,维持有效呼吸   D. 加强消毒隔离,预防感染传播

    E. 专人监护,详细记录

34. 下列有关小儿高热惊厥的特点,正确的是： （ ）

    A. 主要发生在 4～5 岁的小儿

    B. 大多发生在急骤高热开始后 12～24 小时

    C. 呈全身性发作,伴意识丧失,持续数分钟,意识很快恢复

    D. 在一次发热性疾病中,很少连续发作多次

    E. 有神经系统异常体征

习 题 答 案

☞单项选择题

    1. B   2. C   3. B   4. A   5. D   6. A   7. C

    8. B   9. A   10. D   11. B   12. C   13. A   14. C

☞多项选择题

    15. ABCDE   16. ABCDE   17. ABCDE   18. ABCDE

    19. ABCDE   20. ABD   21. ABCDE   22. ABCDE

    23. ABCD   24. ACDE   25. ACD   26. ABDE

    27. ABCDE   28. BCD   29. ABCDE   30. BCE

    31. BDE   32. ABC   33. ABCDE   34. BCD

（徐旭娟）

第六节　传染科

（一）单项选择题

1. 传染病的基本特征,不包括下列哪项: 　　　　　　　　　　　　　　（　　）
   A. 有传染性
   B. 有流行病学特征
   C. 有病原体的存在
   D. 有毒血症状

2. 下列哪组疾病属甲类传染病: 　　　　　　　　　　　　　　　　　　（　　）
   A. 天花、霍乱
   B. 天花、鼠疫
   C. 鼠疫、霍乱
   D. 艾滋病、霍乱

3. 传染病的预防原则,不包括下列哪项: 　　　　　　　　　　　　　　（　　）
   A. 管理好传染源
   B. 切断传播途径
   C. 观察病情变化
   D. 保护易感人群

4. 根据《中华人民共和国传染病防治法》,将法定传染病分为: 　　　　（　　）
   A. 甲、乙、丙三类共 53 种
   B. 甲、乙、丙三类共 35 种
   C. 甲、乙、丙三类共 23 种
   D. 甲、乙、丙三类共 36 种

5. 以类目为特点的隔离系统,不包括下列哪项: 　　　　　　　　　　　（　　）
   A. 严格隔离
   B. 血液或体液隔离
   C. 肠道隔离
   D. 间接隔离

6. 某地发生甲型肝炎的爆发流行,其传播途径可能是: 　　　　　　　　（　　）
   A. 居住拥挤
   B. 进食毛蚶
   C. 蚊虫叮咬
   D. 母婴传播

7. 标准预防的基本特点,不包括下列哪项: 　　　　　　　　　　　　　（　　）
   A. 既要防止血源性疾病的传播,也要防止非血源性疾病的传播
   B. 强调单向防护
   C. 强调双向防护
   D. 根据疾病的主要传播途径采取相应的隔离措施

8. 乙型肝炎的传播途径,正确的是: 　　　　　　　　　　　　　　　　（　　）
   A. 进食污染的食物
   B. 呼吸道传播
   C. 体液、血液传播
   D. 饮用污染的水

9. 重型肝炎的分型,不包括下列哪项: 　　　　　　　　　　　　　　　（　　）
   A. 急性重型肝炎
   B. 亚急性重型肝炎
   C. 慢性重型肝炎
   D. 肝炎肝硬化

10. 人工肝支持系统的分型,不包括下列哪项: （　　）
　　A. 生理型人工肝脏　　　　　　B. 生物型人工肝脏
　　C. 非生物型人工肝脏　　　　　D. 混合型人工肝脏

11. 艾滋病的主要传播途径有 3 条,不包括下列哪项: （　　）
　　A. 消化道传播　　　　　　　　B. 性接触传播
　　C. 血液传播　　　　　　　　　D. 母婴传播

12. 流行性出血热,五期经过出现的顺序正确的是: （　　）
　　A. 少尿期,多尿期,发热期,低血压休克期,恢复期
　　B. 多尿期,发热期,低血压休克期,少尿期,恢复期
　　C. 发热期,少尿期,低血压休克期,多尿期,恢复期
　　D. 发热期,低血压休克期,少尿期,多尿期,恢复期

13. 抗疟原虫治疗的常用药物中,用于预防的药物是: （　　）
　　A. 氯奎　　　　　　　　　　　B. 奎宁
　　C. 伯氨奎　　　　　　　　　　D. 乙胺嘧啶

14. 抗疟原虫治疗的常用药物中,用于控制复发、中断传播途径的药物是:

（　　）

　　A. 氯奎　　　　　　　　　　　B. 奎宁
　　C. 伯氨奎　　　　　　　　　　D. 乙胺嘧啶

15. 细菌性痢疾的治疗原则,不包括下列哪项: （　　）
　　A. 一般治疗　　　　　　　　　B. 病原治疗
　　C. 对症治疗　　　　　　　　　D. 支持治疗

16. 细菌性食物中毒常见的病原体,不包括下列哪项: （　　）
　　A. 沙门菌属　　　　　　　　　B. 副溶血性弧菌
　　C. 绿脓杆菌　　　　　　　　　D. 大肠杆菌

17. 急性细菌性痢疾的临床表现,不包括下列哪项: （　　）
　　A. 发热　　　　　　　　　　　B. 腹痛、腹泻、里急后重
　　C. 呕吐物及粪便呈米泔水样　　D. 黏液脓血便

18. 暴发性流脑的临床特点,不包括下列哪项: （　　）
　　A. 多见于成人　　　　　　　　B. 多见于儿童
　　C. 起病急骤,病情凶险　　　　D. 病死率高

19. 流行性脑脊髓膜炎脑脊液的变化,正确的是: （　　）
　　A. 脑脊液外观呈毛玻璃样　　　B. 脑脊液呈化脓性改变
　　C. 脑脊液多正常　　　　　　　C. 脑脊液外观清亮

（二）多项选择题

20. 传染病的基本特征，下列正确的是： （　　）
    A. 有病原体　　　　　　　　B. 有传染性
    C. 有潜伏期　　　　　　　　D. 有流行病学特征
    E. 有感染后免疫

21. 下列关于三类传染病的描述，正确的是： （　　）
    A. 甲类为强制管理传染病　　B. 乙类为监督管理传染病
    C. 丙类为监测管理传染病　　D. 甲类为严格管理传染病
    E. 乙类为严格管理传染病

22. 传染病人常见症状、体征有： （　　）
    A. 咳嗽　　　　　　B. 发热　　　　　　C. 发疹
    D. 肝、脾淋巴结肿大　　E. 毒血症状

23. 关于隔离的种类，正确的是： （　　）
    A. 以类目为特点的隔离系统　　B. 以疾病为特点的隔离系统
    C. 体内物质隔离　　　　　　　D. 普通预防
    E. 标准预防

24. 关于隔离的标记，正确的是： （　　）
    A. 严格隔离(红色标记)　　　　B. 接触隔离(黄色标记)
    C. 呼吸道隔离(蓝色标记)　　　D. 结核菌隔离(灰色标记)
    E. 血液或体液隔离(绿色标记)

25. 标准预防的主要内容，下列正确的是： （　　）
    A. 接触病人血液、体液、分泌物、排泄物、污染物后，不论是否戴手套都必须认真洗手
    B. 接触上述物质及病人黏膜及非完整皮肤时均应戴手套
    C. 医护人员在诊疗工作中，应严格遵守各项操作规程
    D. 被污染的医疗用品、仪器设备应及时清洗
    E. 防止尖锐物刺伤

26. 病毒型肝炎病人健康教育的内容，下列正确的是： （　　）
    A. 讲解各型病毒型肝炎的预防知识
    B. 加强营养，给予高热量、高脂肪饮食
    C. 肝功能正常即可正常工作和学习
    D. 实施适当的家庭隔离
    E. 定期复查，一旦发病，自行用药

27. 乙型肝炎血清检测三大抗原抗体,下列正确的是: （ ）
    A. HBsAg,HBeAb   B. HBcAg,HBcAb
    C. HBcAg,HBeAb   D. HBeAg,HBeAb
    E. HBsAg,HBsAb

28. 重型肝炎的临床表现,下列正确的是: （ ）
    A. 黄疸迅速加深   B. 肝脏进行性肿大
    C. 无明显的出血倾向   D. 腹水、中毒性鼓肠
    E. 功能性肾衰竭

29. 人工肝支持系统的分型,下列正确的是: （ ）
    A. 生理型人工肝脏   B. 生物型人工肝脏
    C. 非生物型人工肝脏   D. 混合型人工肝脏
    E. 非生理型人工肝脏

30. 艾滋病的高危人群是: （ ）
    A. 同性恋或双性恋的男性   B. 卖淫和嫖娼者
    C. 性病病人   D. 母亲带有病毒的新生婴儿
    E. 青壮年

31. 流行性出血热的常见并发症有: （ ）
    A. 腔道出血   B. 急性心力衰竭
    C. 继发感染   D. 肠梗阻
    E. 肺水肿、脑水肿

32. 抗疟原虫治疗的常用药物中,控制临床发作的常用药物是: （ ）
    A. 乙胺嘧啶   B. 氯喹   C. 奎宁
    D. 伯氨喹   E. 青蒿素甲氟喹

33. 被狂犬咬伤后伤口处理的要点,正确的是: （ ）
    A. 用20%肥皂水和0.1%苯扎溴铵联用,反复冲洗伤口至少30分钟
    B. 冲洗后用70%乙醇溶液擦洗,对伤口进行缝合或包扎
    C. 若咬伤头颈部、手指或严重咬伤时,除用疫苗外,还需用人或马源性抗狂犬病免疫血清在伤口周围行局部浸润注射
    D. 应用马抗血清时应先做皮肤过敏试验,阳性者要进行脱敏注射
    E. 伤口如能及时彻底清洗、消毒,可明显降低发病率

34. 下列伤寒病人的饮食护理,正确的是: （ ）
    A. 在发热期间应给予足够热量和蛋白质饮食
    B. 退热期间给普通饮食
    C. 进入恢复期逐渐增加饮食,但不宜过饱,要严格监督饮食量

D. 恢复期可进食质硬、多渣食物,促进肠道功能恢复

E. 因病变部位在肠道,可采取"饥伤寒"的办法

35. 下列中毒性菌痢的护理要点,正确的是: （　　）

    A. 观察病人的生命体征   B. 降温止痉

    C. 防止循环衰竭   D. 防止脑水肿和呼吸衰竭

    E. 做好消化道出血的护理

36. 中毒性菌痢病人降温止痉采取的措施,正确的有: （　　）

    A. 综合使用物理降温   B. 安乃近或亚冬眠治疗

    C. 肥皂水灌肠   D. 水合氯醛灌肠

    E. 应用血管活性药物

37. 急性细菌性痢疾病原治疗的药物是: （　　）

    A. 喹诺酮类   B. 伯氨奎   C. 吡喹酮

    D. 第三代头孢菌素   E. 第四代头孢菌素

38. 流行性脑脊髓膜炎主要的临床表现有: （　　）

    A. 急性起病,突发高热,剧烈头痛

    B. 起病缓,高热,头痛

    C. 频繁呕吐,皮肤黏膜淤点、淤斑

    D. 脑膜刺激征阳性

    E. 严重者可有败血症休克及脑实质损害

习 题 答 案

☞单项选择题

1. D   2. C   3. C   4. B   5. D   6. B   7. B

8. C   9. D   10. A   11. A   12. D   13. D   14. C

15. D   16. C   17. C   18. A   19. B

☞多项选择题

20. ABDE   21. ACE   22. BCDE   23. ABCDE

24. CD   25. ABCE   26. AD   27. BDE

28. ADE   29. BCD   30. ABCD   31. ABCE

32. BCE   33. CDE   34. AC   35. ABCD

36. ABD   37. ADE   38. ACDE

(李松琴)

第七节　精神科

(一) 单项选择题

1. 儿童多种抽动症是指： 　　　　　　　　　　　　　（　　）
   A. 身体固定部位一组肌肉发生不自主、重复、快速的抽动
   B. 身体固定部位肌肉发生不自主、重复、快速的抽动
   C. 身体固定部位肌肉发生不自主、重复、缓慢的抽动
   D. 身体任何部位的一组或一群肌肉发生不自主、重复、快速的抽动

2. 下列有关幻觉的概念，正确的是： 　　　　　　　　（　　）
   A. 是一种虚幻的知觉，是病人的一种自我感觉
   B. 是一种虚幻的知觉，是在客观现实中并不存在某种事物的情况下，病人却感知它的存在
   C. 是一种虚幻的知觉，是病人在客观现实中能感觉到的
   D. 是一种虚幻的知觉，是病人在客观现实中不能感觉到的

3. 下列有关妄想的概念，正确的是： 　　　　　　　　（　　）
   A. 是一种自我实现的欲望
   B. 是一种在感觉基础上的推理和判断
   C. 是一种在病理基础上产生的歪曲的信念、病态的推理和判断
   D. 不符合客观现实，但符合所受教育水平

4. 精神分裂症的阴性症状是指： 　　　　　　　　　　（　　）
   A. 临床症状以幻觉为主，多见于慢性分裂症
   B. 临床症状以妄想为主，多见于慢性分裂症
   C. 临床症状以幻觉、妄想为主，多见于慢性分裂症
   D. 临床症状以思维贫乏、情感淡漠、意志缺乏、孤僻内向为主，多见于慢性分裂症

5. 紧张综合征病人最明显的临床表现是： 　　　　　　（　　）
   A. 面色潮红　　　　　　　　　　B. 手心出汗
   C. 紧张性木僵　　　　　　　　　D. 手足不自主的摆动

6. 抑郁症的核心症状为： 　　　　　　　　　　　　　（　　）
   A. 情绪低落、自责自罪、自制力的改变
   B. 情绪低落、自责自罪、兴趣缺乏
   C. 情绪低落、乐趣丧失、自制力的改变

D. 情绪低落、兴趣缺乏、乐趣丧失

7. 兴奋躁动病人一旦发生冲动,其护理措施正确的是: （　）

   A. 向病人解释隔离的重要性以取得合作

   B. 实施有效的医疗护理措施,尽快终止和预防其再度发生冲动

   C. 尽快通知家属保护病人,防止发生意外

   D. 尽快与病人交谈,预防其再度发生冲动

8. 服用吩噻嗪类抗精神病药物后,发生低血压的应急处理为: （　）

   A. 轻者取头低足高位,重者立即肌内注射肾上腺素 1 mg

   B. 轻者取头低足高位,重者肌内注射 α-肾上腺素受体激动药对抗吩噻嗪类的作用

   C. 轻者平卧位,重者立即肌内注射肾上腺素 1 mg

   D. 轻者取头高足低位,重者肌内注射 α-肾上腺素受体激动药对抗吩噻嗪类的作用

9. 服用吩噻嗪类抗精神病药物的病人应注意: （　）

   A. 服药后卧床 1 小时,起床动作宜慢,不应突然改变体位

   B. 服药后卧床半小时,起床动作宜慢,不应突然改变体位

   C. 服药后可活动,动作慢,突然改变体位不受影响

   D. 服药后卧床 1 小时起床,改变体位不受影响

10. 下列有关心理治疗的概念叙述正确的是: （　）

   A. 是应用心理学的原则和治疗方法,治疗病人的心理、情绪、认知与行为有关的问题

   B. 是应用心理学的原则和治疗方法,治疗病人的心理问题

   C. 是应用心理学的原则和治疗方法,治疗病人不正确的想法

   D. 是应用心理学的原则和治疗方法,疏导病人的心理问题

（二）多项选择题

11. 儿童孤独症的临床特点包括: （　）

   A. 人际交往障碍,尤其对他人的情感表达缺乏反应

   B. 言语交流和非言语交流障碍

   C. 兴趣狭隘和活动刻板、重复

   D. 常出现其他一些非特异性障碍,如害怕、恐惧、睡眠和进食紊乱等

   E. 约 3/4 的患儿伴有精神发育迟滞

12. 阿尔茨默病的早期临床表现有: （　）

   A. 记忆障碍   B. 视空间和定向障碍

C. 早期人格与自知力相对完整　　 D. 生活不能自理

E. 生活能自理或部分自理

13. 抑郁症的心理症状群包括：　　　　　　　　　　　　　　　（　　）

A. 焦虑

B. 精神病性症状（主要是幻想和妄想）

C. 认知症状（主要是注意力和记忆力的下降）

D. 自杀念头和行为

E. 精神运动性迟滞或激越

14. 预防精神病人自杀的措施有：　　　　　　　　　　　　　　（　　）

A. 提供安全舒适的病室环境

B. 严密观察病情，加强沟通，及早发现自杀先兆

C. 加强巡视，掌握疾病的发生规律，并预见到可能发生的后果

D. 保证病人定时定量进食和饮水，确实拒食者酌情鼻饲流质

E. 严格交接班，认真执行危险物品管理制度和服药检查制度

15. 精神病人常见的自杀先兆有：　　　　　　　　　　　　　　（　　）

A. 收藏剪刀、绳索及玻璃等危险品

B. 积存药物，探听药物的毒性和致死剂量

C. 无明显原因失眠，当工作人员巡视时伪装入睡

D. 经常失眠，当工作人员巡视时能伪装入睡

E. 探听工作人员的值班规律

16. 护理兴奋躁动病人时，正确的心理护理措施为：　　　　　　（　　）

A. 工作人员态度和蔼、耐心

B. 不采取强制性语言和措施

C. 对病人过激言行不辩论

D. 对病人的合理和不合理要求进行分析，适当满足合理要求

E. 鼓励病人参加容易完成、喜欢并可以自控的活动

17. 服用吩噻嗪类抗精神病药物发生低血压有关的因素有：　　　（　　）

A. 药物的种类　　　　　　　 B. 药物的剂量

C. 给药的途径　　　　　　　 D. 原发性疾病

E. 合并用药

18. 电痉挛治疗主要的适应证有：　　　　　　　　　　　　　　（　　）

A. 严重抑郁、有强烈自伤自杀行为或明显的自责自罪者

B. 极度兴奋躁动、冲动、伤人者

C. 拒食、违拗和紧张性木僵者

D. 精神药物治疗无效者

E. 对药物治疗不能耐受者

19. 电痉挛治疗的常见并发症有：　　　　　　　　　　　　　　（　　）

A. 暂时性记忆丧失　　　　　　　　B. 记忆力减退

C. 骨折和脱位　　　　　　　　　　D. 呼吸暂停延长

E. 麻醉引起的不适症,如头痛、头晕、恶心、呕吐等

习 题 答 案

☞单项选择题

1. D　　2. B　　3. C　　4. D　　5. C　　6. D　　7. B

8. B　　9. A　　10. A

☞多项选择题

11. ABCDE　　12. ABCE　　13. ABCDE　　14. ABCD

15. ABCE　　16. ABCDE　　17. ABC　　18. ABCDE

19. ACDE

第八节 老年科

（一）单项选择题

1. 现阶段世界卫生组织（WHO）对老年人年龄的划分有几个标准：（ ）
   A. 1个 　　　　B. 2个 　　　　C. 3个 　　　　D. 4个

2. 人口老龄化是指：（ ）
   A. 社区团体中老年人增加
   B. 老年人年龄划分新标准
   C. 老年人口数占总人口数的10%以上
   D. 社会人口结构中老年人口占总人口的比重不断增加的过程

3. 下列哪项是老年人生理功能变化引起的：（ ）
   A. 老视 　　　　B. 高血压 　　　　C. 糖尿病 　　　　D. 冠心病

4. 有关老年病的临床特点，错误的是：（ ）
   A. 症状和体征不典型 　　　　B. 多病性及多脏器病变
   C. 病程长、病情重、恢复慢 　　　　D. 药物不良反应小

5. 老年病人生活环境需人性化布置，具体要求除外：（ ）
   A. 室内空间大 　　　　B. 光线充足
   C. 地面防滑 　　　　D. 尽量保持一致性

6. 老年人用药特点，错误的是：（ ）
   A. 开始剂量宜大 　　　　B. 药物剂型要考虑安全与方便
   C. 强调个体化用药 　　　　D. 药物品种宜少且有效

7. 对老年人实施健康教育时，应避免：（ ）
   A. 语言简单 　　　　B. 反复交待
   C. 运用身体语言 　　　　D. 高频的尖嗓音

8. 下列哪项不是老年人肺炎的临床特点：（ ）
   A. 临床表现不典型 　　　　B. 早期症状常为呼吸道症状
   C. 病情变化快 　　　　D. 并发症多

9. 老年心肌梗死不典型者的首发症状常为：（ ）
   A. 胸骨后持久的胸痛
   B. 心前区持久的胸痛
   C. 休克、心衰、脑循环衰竭、胃肠道症状
   D. 心脑综合征

10. 老年人易发生体位性低血压的原因不包括： （ ）
  A. 自主神经功能紊乱　　　　　B. 动脉系统生理性老化
  C. 饮食不当　　　　　　　　　D. 长期卧床

11. 老年人骨质疏松的预防措施不包括： （ ）
  A. 增加钙摄入量
  B. 加强体育锻炼
  C. 慎用易于引起骨质疏松的药物
  D. 每天可以饮咖啡一杯

(二) 多项选择题

12. 根据世界卫生组织的规定,老龄化社会划分的标准是： （ ）
  A. 60 岁及以上人口数占总人口数比例的 10% 以上
  B. 60 岁以上人口数占总人口数比例的 10% 以上
  C. 65 岁以上人口数占总人口数比例的 10% 以上
  D. 65 岁及以上人口数占总人口数比例的 7% 以上
  E. 65 岁以上人口数占总人口数比例的 7% 以上

13. 下列哪项是由老年人生理功能变化引起的改变： （ ）
  A. 老视　　　　　　　　　　　B. 记忆力减退
  C. 听力下降　　　　　　　　　D. 动脉粥样硬化
  E. 冠心病

14. 老年病的临床特点有： （ ）
  A. 症状和体征不典型　　　　　B. 多病性及多脏器病变
  C. 病程长、病情重、恢复慢　　D. 易发生并发症
  E. 药物不良反应大,对治疗反应差

15. 老年人常见的心理和精神问题有： （ ）
  A. 脑衰弱综合征　　　　　　　B. 焦虑症
  C. 抑郁症　　　　　　　　　　D. 老年性痴呆
  E. 离退休综合征

16. 老年病人护理应注意： （ ）
  A. 强调人性化服务
  B. 身心护理并重
  C. 健康教育注重形式,不强调针对性
  D. 个性化用药
  E. 病情观察要细心、耐心、全面、及时

17. 老年人药疗的护理措施主要有：　　　　　　　　　　　（　　）

    A. 评估老年人的服药能力,选择正确的给药途径

    B. 帮助病人建立完整的用药及不良反应记录

    C. 正确指导病人用药的方法、剂量及间隔时间

    D. 给药方式尽量简单

    E. 对自理能力差的老年人,采取多种形式,逐步提高自我服药的能力

18. 与老年人健康交流应注意：　　　　　　　　　　　　（　　）

    A. 关心并尊重老年人　　　　B. 注意讲话方式方法

    C. 重视非语言交流　　　　　D. 交流方式多样化

    E. 反复、详细交待

19. 老年人肺炎的健康教育包括：　　　　　　　　　　　（　　）

    A. 教会病人有效咳嗽的技巧　　B. 指导呼吸功能的锻炼

    C. 加强营养　　　　　　　　　D. 尊重病人的吸烟习惯

    E. 积极防治感冒

20. 预防老年人体位性低血压的措施包括：　　　　　　　（　　）

    A. 合理的膳食　　　　　　　B. 适当运动

    C. 指导其正确用药　　　　　D. 合理的生活方式

    E. 教会老人体位变化时动作要缓慢

21. 老年人心肌梗死的不典型临床表现有：　　　　　　　（　　）

    A. 疼痛症状不典型　　　　　B. 发病早期易发生心律失常

    C. 原有的基础疾病症状突出　D. 胸痛剧烈

    E. 常以休克、心衰、脑循环衰竭和胃肠道症状为首发

22. 老年骨质疏松有多种原因,内分泌的常见原因为：　　（　　）

    A. 雌激素缺乏　　　　　　　B. 甲状旁腺激素增多

    C. 降钙素减少　　　　　　　D. 活性维生素 D 降低

    E. 钙缺乏

习 题 答 案

☞单项选择题

1. C　　2. D　　3. A　　4. D　　5. D　　6. A　　7. D

8. B　　9. C　　10. C　　11. D

☞ 多项选择题

12. AD　　　13. ABC　　　14. ABCDE　　　15. ABCDE

16. ABDE　　17. ABCDE　　18. ABCDE　　19. ABCE

20. ABCDE　　21. ABCE　　22. ABCD

（李文玲）

第九节　重症监护室

（一）单项选择题

1. 病人对突如其来的意外伤害毫无心理准备,在经过短暂的应激状态后表现为异常的平静与冷漠,少言寡语,对各种治疗处置反应平淡。这属于下列哪种心理反应: （　　）

    A. 无效性否认　　　　　　　　B. ICU 综合征

    C. 愤怒与敌对　　　　　　　　D. 情绪休克

2. 下列不是危重病人常见的心理反应的是: （　　）

    A. 情绪休克　　　　　　　　　B. 恐惧和紧张

    C. 文化休克　　　　　　　　　D. 呼吸机依赖心理

3. 有关帮助危重病人翻身时注意事项的叙述,不正确的是: （　　）

    A. 翻身前应评估病人的病情是否允许翻身

    B. 脊柱脊髓手术后,翻身时注意轴线翻身,防止脊柱屈曲或扭转

    C. 颅脑手术后,翻身时应有人扶头部,防止颈部扭曲引起颅内压增高,只能卧于患侧或平卧

    D. 若病人身上带有多根管道,应妥善安置好各种管道,防止因牵拉导致移位和脱出

4. 有关使用血管活性药物的注意事项错误的是: （　　）

    A. 使用血管活性药物须用微量输液泵给药

    B. 监测生命体征:根据血压、心率等参数的变化,随时调整血管活性药物的滴速

    C. 血管活性药物应尽量从周围静脉输入

    D. 采用专用通路输入血管活性药物,不要与测量中心静脉压或其他输液、输血在同一条通路

5. SIMV 是指下列哪种机械通气模式: （　　）

    A. 压力支持通气　　　　　　　B. 辅助控制通气

    C. 双水平气道正压　　　　　　D. 同步间歇指令通气

6. 常用的机械通气模式不包括: （　　）

    A. 高频通气(HFV)　　　　　　B. 间歇正压通气(IPPV)

    C. 辅助控制通气(A/C)　　　　D. 压力支持通气(PSV)

7. 机械通气模式中,持续气道正压是指: （　）
   A. BIPAP　　　　　　　　　　　B. CPAP
   C. SIMV　　　　　　　　　　　　D. PRVC

8. 使用容量控制通气(VCV)时,重点监测的内容不包括: （　）
   A. 呼出潮气量　　　　　　　　　B. 气道压力
   C. 分钟通气量　　　　　　　　　D. 通气模式

9. 使用压力控制通气(PCV)时,重点监测的内容是: （　）
   A. 气道压力　　　　　　　　　　B. 潮气量
   C. 通气模式　　　　　　　　　　D. 触发灵敏度

10. 使用压力控制通气(PCV)时,重点监测的内容不包括: （　）
    A. 呼吸频率　　　　　　　　　　B. 潮气量
    C. 吸气时间　　　　　　　　　　D. 气道压力

11. 下列不是呼气末正压(PEEP)的主要作用的是: （　）
    A. 使功能残气量减少　　　　　　B. 改善通气和氧合
    C. 使肺泡扩张　　　　　　　　　D. 避免肺泡早期闭合

12. 关于呼气末正压(PEEP)的叙述不正确的是: （　）
    A. PEEP 是指在控制呼吸或辅助呼吸时,于呼气末期在呼吸道保持一定
       的正压
    B. PEEP 是治疗低氧血症的重要手段之一
    C. 高水平的 PEEP 可使颅内压降低
    D. PEEP 可使功能残气量增加,使肺泡扩张,改善通气和氧合

13. 使用呼吸机时,气道压力的高压报警限应设定在 （　）
    A. 气道峰值压之上 30 cmH$_2$O　　B. 气道峰值压之上 10 cmH$_2$O
    C. 气道峰值压之上 1 cmH$_2$O　　　D. 气道峰值压之下 1 cmH$_2$O

14. 关于呼吸机应用时出现高压报警的常见原因不正确的是: （　）
    A. 管道扭曲　　　　　　　　　　B. 呼吸道分泌物过多
    C. 支气管痉挛　　　　　　　　　D. 高压报警限设定过高

15. 呼吸机应用时出现高压报警的常见原因有: （　）
    A. 呼吸机管道脱落　　　　　　　B. 高压报警限设定过高
    C. 呼吸道分泌物过多　　　　　　D. 湿化罐活塞未关闭

16. 关于呼吸机应用时出现低压报警的常见原因不正确的是: （　）
    A. 呼吸机管道内有积水　　　　　B. 呼吸机管道脱落
    C. 气管导管的气囊漏气　　　　　D. 呼吸机管道破裂

17. 机械通气期间,使用加热湿化器时,湿化器温度应调节在: （　　）

  A. 34～35℃   B. 36～37℃

  C. 32～35℃   D. 40～41℃

18. 关于主动湿化的优点叙述不正确的是: （　　）

  A. 无附加死腔   B. 低阻力

  C. 灵活控制温度和湿度   D. 不会过度湿化

19. 机械通气病人气道内吸痰的时间不超过: （　　）

  A. 1 分钟   B. 3 分钟

  C. 15 秒   D. 30 秒

20. 机械通气时,吸痰操作错误的是: （　　）

  A. 吸痰前后,适当提高吸入氧浓度

  B. 吸痰前,结合翻身、拍背使痰液从周边肺野向中心集中

  C. 吸引负压不超过 19.6 kPa(200 cmH$_2$O)

  D. 用吸引口鼻腔的吸痰管再吸引气道

21. 给气管插管或气管切开病人吸痰,应选择合适的吸痰管,正确的是:

                  （　　）

  A. 吸痰管外径不应超过气管导管或套管内径的 1/2

  B. 吸痰管内径不应超过气管导管或套管外径的 1/2

  C. 吸痰管外径不应超过气管导管或套管内径的 1/3

  D. 吸痰管内径不应超过气管导管或套管外径的 1/3

22. 常用的呼吸机管路消毒方法不包括: （　　）

  A. 2％戊二醛溶液浸泡消毒 B. 甲醛熏蒸消毒

  C. 高温、高压消毒   D. 环氧乙烷消毒

23. 脉搏血氧饱和度(SpO$_2$)的正常值范围是: （　　）

  A. 76％～100％   B. 96％～100％

  C. 86％～100％   D. 99％～100％

24. 中心静脉压(CVP)降低的常见原因有: （　　）

  A. 使用呼气末正压(PEEP) B. 心源性休克

  C. 血容量不足   D. 肺动脉高压

25. 中心静脉压(CVP)的正常值为: （　　）

  A. 5～12 cmH$_2$O   B. 15～20 cmH$_2$O

  C. 2～5 cmH$_2$O   D. 2～5 mmHg

26. 测量中心静脉压前应该先调节零点,正确的零点位置为: （　　）

  A. 与病人左心房在同一水平,平卧时相当于腋后线第四肋间水平

B. 与病人右心房在同一水平,平卧时相当于腋中线第四肋间水平

C. 与病人右心房在同一水平,平卧时相当于腋后线第四肋间水平

D. 与病人左心房在同一水平,平卧时相当于腋前线第四肋间水平

27. PEEP 是指: （   ）

    A. 压力支持通气   B. 持续气道正压

    C. 双水平气道正压   D. 呼气末正压

28. 采用加压袋持续冲洗动脉测压管道时,加压袋的压力应为: （   ）

    A. 150 mmHg   B. 300 mmHg

    C. 150～200 mmHg   D. 200～300 mmHg

29. 肺动脉压的正常值是: （   ）

    A. 15～28/5～14 mmHg   B. 15～38/5～14 mmHg

    C. 15～38/10～24 mmHg   D. 15～28/10～24 mmHg

30. 肺动脉楔压(PAWP)的正常值是: （   ）

    A. 4～12 mmHg   B. 6～12 mmHg

    C. 12～18 mmHg   D. 6～18 mmHg

31. 肺动脉楔压(PAWP)降低提示: （   ）

    A. 左室顺应性下降   B. 心源性休克

    C. 二尖瓣关闭不全   D. 血容量不足

32. 关于主动脉内气囊反搏(IABP)的描述错误的是: （   ）

    A. 是目前应用最广的机械性辅助循环方法

    B. 在心脏舒张期气囊充气,使主动脉内舒张压升高,从而使冠状动脉血流增加

    C. 在心脏收缩期气囊充气,减少左心室的射血阻抗,使后负荷减轻

    D. 气囊反搏导管经股动脉置入,送至左锁骨下动脉开口远端的降主动脉处

(二) 多项选择题

33. 危重病人常见的心理反应有: （   ）

    A. 情绪休克   B. 文化休克   C. 无效性否认

    D. 愤怒与敌对   E. 恐惧和紧张

34. ICU 综合征的主要表现有: （   ）

    A. 行为动作异常   B. 思维紊乱   C. 情感障碍

    D. 昏睡   E. 谵妄

35. 帮助危重病人翻身时的注意事项有： （ ）

    A. 翻身间隔时间视病情和局部皮肤受压情况而定

    B. 翻身后应注意保持病人的肢体处于功能位,侧卧位时须用垫枕垫好背部和两膝之间

    C. 翻身后应观察病人的生命体征,如生命体征变化较大,必要时应恢复原先的体位

    D. 翻身时,应妥善安置好各种管道,防止因牵拉导致移位和脱出

    E. 脊柱脊髓手术后,翻身时注意轴线翻身,防止脊柱屈曲或扭转

36. 关于使用血管活性药物注意事项的叙述正确的有： （ ）

    A. 采用专用通路输入血管活性药物,缩血管药和扩血管药应在同一通路输入

    B. 血管活性药物应尽量从中心静脉输入

    C. 监测生命体征:根据血压、心率等参数的变化,随时调整血管活性药物的滴速

    D. 血管活性药物应尽可能与测量中心静脉压或输液、输血在同一条通路

    E. 使用血管活性药物须用微量输液泵给药

37. 下列哪几种是常用的机械通气模式： （ ）

    A. 辅助控制通气(A/C)   B. 反比通气(IRV)

    C. 同步间歇指令通气(SIMV)   D. 机械控制通气(CMV)

    E. 压力支持通气(PSV)

38. 使用容量控制通气(VCV)时应重点监测： （ ）

    A. 分钟通气量   B. 气道压力

    C. 吸气时间   D. 通气模式

    E. 呼出潮气量

39. 呼气末正压(PEEP)的主要作用有： （ ）

    A. 使肺泡扩张   B. 减少气压伤

    C. 使功能残气量增加   D. 避免肺泡早期闭合

    E. 改善通气和氧合

40. 应用呼气末正压(PEEP)时应注意观察： （ ）

    A. 血压   B. 心率

    C. 平均气道压   D. 体温

    E. 心排血量

41. 应用呼气末正压(PEEP)的禁忌证包括： （ ）

    A. 肺水肿   B. 低血容量

C. 气胸   D. 严重循环功能衰竭

E. 支气管胸膜瘘

42. 应用呼气末正压(PEEP)时的注意事项包括：   ( )

A. 密切观察血压、心率、心排血量、平均气道压的变化

B. 有颅内压增高的病人应慎用

C. 防止呼吸机管路漏气而影响 PEEP 的效果

D. 增加或减低 PEEP 都应逐步进行，以免引起循环功能和气道压力的较大波动

E. 加强胸部物理治疗，防止呼吸道分泌物积聚

43. 呼吸机应用时出现高压报警的常见原因有：   ( )

A. 病人咳嗽、烦躁不安   B. 呼吸机管道内有积水

C. 呼吸道分泌物过多   D. 支气管痉挛

E. 呼吸机管道扭曲、受压

44. 呼吸机应用时出现高压报警的常见原因有：   ( )

A. 高压报警限设定过高

B. 气管插管或气管切开导管有痰痂堵塞

C. 气胸

D. 人机对抗

E. 呼吸道分泌物过多

45. 呼吸机应用时出现低压报警的常见原因有：   ( )

A. 呼吸机管道破裂   B. 湿化罐活塞未关闭

C. 发生急性呼吸窘迫综合征   D. 呼吸机管道脱落

E. 气管导管的气囊漏气

46. 主动湿化的优点有：   ( )

A. 低阻力

B. 灵活控制温度和湿度

C. 减少与呼吸机相关的感染的机会

D. 无附加死腔

E. 管道干燥

47. 被动湿化的优点有：   ( )

A. 不会过度湿化   B. 低阻力

C. 管道干燥   D. 无附加死腔

E. 可减少与呼吸机相关的感染的机会

48. 被动湿化的缺点有：　　　　　　　　　　　　　　（　　）

    A. 增加与呼吸机相关的感染的机会

    B. 增加吸气阻力　　　　　　　C. 增加呼气阻力

    D. 比主动湿化效果差　　　　　E. 会过度湿化

49. 吸痰时,如痰液粘稠,可先向气道内注入湿化液,常用的湿化液有：（　　）

    A. 5%碳酸氢钠溶液　　　　　　B. 生理盐水

    C. 林格溶液　　　　　　　　　D. 无菌蒸馏水

    E. 高渗盐水

50. 下列关于机械通气病人吸痰时注意事项的叙述正确的有：　　　（　　）

    A. 吸痰前后,应适当提高吸入氧浓度,必要时手法过度深呼吸 3～5 次

    B. 严格遵守无菌原则:吸痰时,戴无菌手套(或使用无菌无齿镊)

    C. 插入吸痰管时应使用负压,吸引负压不要超过 19.6 kPa(200 cmH$_2$O)

    D. 每次吸引时间不超过 20 秒

    E. 吸痰时注意观察病人的心率、心律、血压、SpO$_2$ 及面色、口唇颜色

51. 影响脉搏血氧饱和度(SpO$_2$)测定因素有：　　　　　　　　（　　）

    A. 血压　　　　　　　　　　　B. 体温

    C. 外部光源干扰　　　　　　　D. 传感器松动

    E. 病人躁动

52. 中心静脉压(CVP)增高的原因有：　　　　　　　　　　　　（　　）

    A. 心源性休克　　　　　　　　B. 肺水肿

    C. 心包填塞　　　　　　　　　D. 病人躁动

    E. 右心及全心衰竭

53. 中心静脉压(CVP)升高可见于：　　　　　　　　　　　　　（　　）

    A. 右心衰竭　　　　　　　　　B. 右心房充盈不佳

    C. 肺水肿　　　　　　　　　　D. 心包填塞

    E. 血气胸

54. 有关中心静脉压(CVP)的描述正确的是：　　　　　　　　　（　　）

    A. CVP 是指胸腔内上、下腔静脉近左心房处的压力

    B. CVP 小于 2～5 cmH$_2$O,表示右心房充盈不佳或血容量不足

    C. CVP 正常值为 5～12 cmH$_2$O

    D. CVP 大于 15～20 cmH$_2$O,表示左心功能不全

    E. CVP 连续监测比单次监测更有意义

55. 测量中心静脉压时的注意事项有：　　　　　　　　　　　　（　　）

    A. 保持测压管通畅

B. 判断导管插入上下腔静脉或右心房无误

C. 测压前先调节零点

D. 测量中心静脉压不可与使用血管活性药物在同一管路

E. 严格遵守无菌原则

56. 动脉置管的护理要点有: （ ）

A. 保持测压管道通畅

B. 严格执行无菌技术操作

C. 严防气体进入动脉内造成气栓栓塞

D. 严防管道滑脱或被病人自行拔出

E. 防止动脉内血栓形成

57. 要准确测定肺动脉压,正确的操作方法包括: （ ）

A. 调节零点

B. 挤压注水器,冲洗肺动脉管腔,确认其通畅

C. 将换能器与肺动脉管腔相通测得

D. 记录吸气末时的肺动脉压值

E. 记录呼气末时的肺动脉压值

58. 肺动脉楔压(PAWP)增高,可见于: （ ）

A. 二尖瓣狭窄　　　　　　　B. 二尖瓣关闭不全

C. 肺水肿　　　　　　　　　D. 血容量不足

E. 左心功能不全

59. 主动脉内气囊反搏(IABP)主要应用于: （ ）

A. 心脏内科危重病人心泵衰竭(例如:急性心肌梗死并发心源性休克)的抢救

B. 低血容量性休克

C. 神经源性休克

D. 心脏外科术前、术中和术后需要循环支持的病人

E. 过敏性休克

习 题 答 案

☞单项选择题

1. D　　2. C　　3. C　　4. C　　5. D　　6. A　　7. B

8. D　　9. B　　10. D　　11. A　　12. C　　13. B　　14. D

15. C　　16. A　　17. B　　18. D　　19. C　　20. D　　21. A

22. B　　23. B　　24. C　　25. A　　26. B　　27. D　　28. B

29. A　　30. B　　31. D　　32. C

多项选择题

33. ACDE　　34. ABCE　　35. ABCDE　　36. BCE

37. ACDE　　38. ABE　　39. ACDE　　40. ABCE

41. BCDE　　42. ABCDE　　43. ABCDE　　44. BCDE

45. ABDE　　46. ABD　　47. ACE　　48. BCD

49. BD　　50. ABE　　51. ABCDE　　52. ABCDE

53. ACDE　　54. BCE　　55. ABCDE　　56. ABCDE

57. ABCE　　58. ABCE　　59. AD

（宋燕波）

第十节　肿瘤科

（一）单项选择题

1. 有关癌的定义正确的是： （　　）
   A. 是指间叶组织起源的恶性肿瘤
   B. 是指来源于上皮组织的恶性肿瘤
   C. 细胞过度增生形成的肿块
   D. 上皮组织与间叶组织混合构成

2. 恶性肿瘤病理分级的根据是： （　　）
   A. 肿瘤生长快慢　　　　　　　　B. 肿瘤的生长方式及浸润性
   C. 有无复发或转移　　　　　　　D. 肿瘤细胞的组织学分化程度

3. 癌痛的三阶梯给药法原则是： （　　）
   A. 按止痛药物的有效血浓度　　　B. 按止痛药物的半衰期
   C. 按止痛药物的剂量大小　　　　D. 按药效的强弱顺序递增使用

4. 在临床使用鸦片类止痛剂的过程中,应重点观察病人的哪项生命体征：
   （　　）
   A. 血压　　　　　B. 脉搏　　　　　C. 呼吸　　　　　D. 心率

5. 下列关于良性肿瘤的描述正确的是： （　　）
   A. 分化程度高,异型性大　　　　B. 呈膨胀性生长,常无包膜
   C. 术后不复发　　　　　　　　　D. 生长缓慢,不会转移

6. 一般来说,肿瘤治疗的首选方法为： （　　）
   A. 手术治疗　　　　　　　　　　B. 放射治疗
   C. 化学治疗　　　　　　　　　　D. 生物治疗

7. 恶性肿瘤的药物止痛要点,下列哪项除外： （　　）
   A. 按时　　　　　　　　　　　　B. 口服
   C. 轻度癌痛首选弱阿片类药　　　D. 个体化给药

8. 肿瘤病人出现下列哪种情况应给予保护性隔离： （　　）
   A. 白细胞计数低于 $4.0 \times 10^9/L$　　B. 白细胞计数低于 $3.0 \times 10^9/L$
   C. 白细胞计数低于 $2.0 \times 10^9/L$　　D. 白细胞计数低于 $1.0 \times 10^9/L$

9. 下列哪类药物不属于抗肿瘤药： （　　）
   A. 烷化剂　　　　　　　　　　　B. 抗代谢类
   C. 抗肿瘤抗生素　　　　　　　　D. 干扰素

10. 肿瘤病人放疗后的主要黏膜反应是： （　　）

    A. 口腔黏膜反应   B. 食道黏膜反应

    C. 胃肠道黏膜反应   D. 皮肤黏膜反应

(二) 多项选择题

11. 恶性肿瘤的分期是根据哪几方面来判断的： （　　）

    A. 原发肿瘤的大小

    B. 浸润的深度、范围以及是否累及邻近器官

    C. 有无局部和远处淋巴结的转移

    D. 有无血源性或其他远处转移

    E. 组织学分化程度的高低

12. 肿瘤化疗常见的不良反应包括： （　　）

    A. 局部反应,如静脉炎、药物外渗

    B. 胃肠道反应,如恶心呕吐、黏膜炎

    C. 骨髓抑制,如白细胞、血小板减少

    D. 脏器的毒性反应,如心、肝、肾等的损害

    E. 过敏反应,如过敏性休克

13. 良性肿瘤与恶性肿瘤的区别在于： （　　）

    A. 分化程度与异型性   B. 有无病理性核分裂

    C. 肿瘤生长速度的快慢   D. 生长方式与浸润性

    E. 有无复发或转移

14. 癌症病人的心理变化分期包括： （　　）

    A. 怀疑期   B. 恐惧期   C. 幻想期

    D. 绝望期   E. 接受期

15. 肿瘤的扩散方式有： （　　）

    A. 直接蔓延   B. 淋巴转移   C. 血行转移

    D. 种植转移   E. 骨转移

16. 有关恶性肿瘤的 pTNM 分期描述正确的是： （　　）

    A. pT 是指原位癌

    B. T 代表原发肿瘤的大小和(或)浸润范围

    C. N 代表淋巴结转移情况

    D. M 代表血源性或其他远处转移

    E. p 特指病理学诊断的 TNM 分期

17. 癌痛的三阶梯给药法的目的是使病人达到：　　　　　　　　（　　）

   A. 睡眠时无痛　　　　　B. 休息时无痛　　　　C. 日间活动时无痛

   D. 工作时无痛　　　　　E. 提高病人的生存质量

18. 鸦片类止痛剂常见的不良反应有：　　　　　　　　　　　　（　　）

   A. 便秘　　　　　　　　B. 恶心、呕吐　　　　C. 兴奋

   D. 呼吸抑制　　　　　　E. 成瘾性

19. 为了防止化疗药物所引起的静脉炎,护士应采取的护理措施包括：（　　）

   A. 按要求充分稀释化疗药物　　　B. 给药速度宜快

   C. 可深静脉给药　　　　　　　　D. 经常变换给药的静脉

   E. 给药浓度不宜过高

20. 肿瘤病人出现下列哪些情况考虑暂停化疗：　　　　　　　　（　　）

   A. 白细胞计数大于 $4.0 \times 10^9/L$　　　B. 有出血倾向

   C. 肝肾功能障碍者　　　　　　　D. 恶液质

   E. 体温在 39℃ 以上

21. 为预防肿瘤化疗后出现恶心呕吐,可采取哪些措施：　　　　（　　）

   A. 实施有效的健康教育　　　　　B. 选用有效的止吐药

   C. 分散注意力　　　　　　　　　D. 指导病人减少进食

   E. 保持环境整洁,减少不良刺激

22. 肿瘤病人化疗期间,出现血小板计数低于 $50 \times 10^9/L$,实施预防出血的措
   施有：　　　　　　　　　　　　　　　　　　　　　　　　（　　）

   A. 指导病人少活动、慢活动

   B. 减少各种不必要的穿刺

   C. 输入血小板

   D. 头痛时使用阿司匹林止痛

   E. 协助生活护理,减少碰撞

23. 下列适宜放疗的肿瘤病人有：　　　　　　　　　　　　　　（　　）

   A. 恶性淋巴肉瘤病人　　　　　　B. 乳腺癌病人

   C. 鼻咽癌病人　　　　　　　　　D. 宫颈癌病人

   E. 食道癌合并食道气管瘘病人

24. 食道癌病人,放疗后一周出现唾液分泌减少,口腔黏膜充血疼痛,可采取
   的护理措施有：　　　　　　　　　　　　　　　　　　　　（　　）

   A. 每次饭后温开水漱口　　　　　B. 饮食忌过冷、过热、过硬

   C. 暂停放疗　　　　　　　　　　D. 早晚用软毛刷刷牙

   E. 补充营养,促进溃疡愈合

25. 肿瘤化疗药物的给药途径包括：   （   ）
    A. 静脉给药   B. 腔内注射   C. 肌内注射
    D. 动脉插管   E. 口服

习 题 答 案

☞ 单项选择题
    1. B   2. D   3. D   4. C   5. D   6. A   7. C
    8. D   9. D   10. A
☞ 多项选择题
    11. ABCD   12. ABC   13. ABCDE   14. ABCD
    15. ABCD   16. BCDE   17. ABCDE   18. ABDE
    19. ACDE   20. BCDE   21. ABCE   22. ABCE
    23. ABCD   24. ABD   25. ABCDE

（李惠玲 金美娟）

第十一节　康复科

(一) 单项选择题

1. 康复的目的是： （　）
   A. 实现全面康复,重返社会　　　B. 完成人的日常生活活动
   C. 保持生命体征平稳　　　　　　D. 心理康复
2. 日常生活活动能力不包括： （　）
   A. 身体移动　　　　　　　　　　B. 工作
   C. 情感的交流　　　　　　　　　D. 排泄
3. 脊髓损伤病人康复开始的时间为： （　）
   A. 损伤后立即开始　　　　　　　B. 损伤后 1 个月开始
   C. 损伤后 2 个月开始　　　　　　D. 生命体征稳定后开始
4. 脑损伤后病人急性期康复的主要内容是： （　）
   A. 排尿障碍和吞咽障碍的处理
   B. 肢体训练
   C. 日常生活动作训练
   D. 心理康复

(二) 多项选择题

5. 康复的基本内涵是： （　）
   A. 功能训练　　　　　B. 肢体康复　　　　　C. 全面康复
   D. 重返社会　　　　　E. 心理康复
6. 康复的对象和范围包括： （　）
   A. 残疾人　　　　　　　　　　　B. 老年病患者
   C. 老年人　　　　　　　　　　　D. 慢性病者
   E. 有各种功能障碍以致影响正常生活、学习和工作的慢性病者
7. 有关康复护理的论述,正确的有： （　）
   A. 以康复医学理论为指导
   B. 以全面康复为目标
   C. 和康复医师和其他康复专业人员密切配合
   D. 对康复对象实施的一般的护理技术
   E. 对康复对象实施的专门的护理技术

8. 有关日常生活活动能力的叙述正确的有：　　　　　　　　　（　　）

　　A. 指完成人的日常生活活动的能力

　　B. 包括身体移动的能力

　　C. 包括身体移动、情感交流的能力

　　D. 包括饮食、排泄、更衣、清洁（个人卫生）的能力

　　E. 康复的目标是完成人的日常生活活动能力

9. 脊髓损伤病人康复的主要内容有：　　　　　　　　　　　　（　　）

　　A. 致残肢体及所有关节每日至少 2 次大范围活动

　　B. 卧位锻炼　　　　　　　　　　C. 坐位锻炼

　　D. 立位锻炼　　　　　　　　　　E. 行走锻炼

10. 脑损伤后病人早期康复护理的内容包括：　　　　　　　　（　　）

　　A. 床的摆放保证病人偏瘫侧对向房间门，床头柜放置于偏瘫侧

　　B. 鼓励眼扫视

　　C. 保持肢体的良肢位，上下肢床上康复训练

　　D. 定时翻身和做翻身动作训练

　　E. 床上坐位及坐位平衡训练

11. 脑损伤后病人后期康复护理的内容包括：　　　　　　　　（　　）

　　A. 立位及行走训练　　　　　　　B. 上下楼梯的训练

　　C. 日常生活活动训练　　　　　　D. 失语症的康复治疗

　　E. 心理康复

习 题 答 案

☞单项选择题

　1. A　　2. B　　3. D　　4. A

☞多项选择题

　5. ACD　　　6. ABCDE　　　7. ABCDE　　　8. ABCDE

　9. ABCDE　　10. ABCDE　　11. ABCDE

（赵奕华）

第十二节　皮肤科

（一）单项选择题

1. 皮肤原发性损害的概念是：　　　　　　　　　　　　　　　　（　　）
   A. 指皮肤病变的结果
   B. 指皮肤损害的结果
   C. 由皮肤病理变化产生的第一结果
   D. 由皮肤病理变化直接产生的第一结果

2. 下列不属于皮肤继发性损害的是：　　　　　　　　　　　　　（　　）
   A. 鳞屑、溃疡、硬化　　　　　　　　B. 鳞屑、瘢痕、结节
   C. 鳞屑、糜烂、皮肤异色　　　　　　D. 鳞屑、皲裂、萎缩

3. 皮肤科封包法换药治疗顽固的肥厚性皮损,每次封包时间一般不超过：

   　　　　　　　　　　　　　　　　　　　　　　　　　　　　　（　　）

   A. 5 小时　　　　　　　　　　　　　B. 6 小时
   C. 7 小时　　　　　　　　　　　　　D. 8 小时

4. 以下皮肤科外用药物剂型的选择,错误的是：　　　　　　　　（　　）
   A. 急性渗出性皮肤损害选择振荡剂
   B. 亚急性皮肤损害选择油剂或糊剂
   C. 慢性皮肤损害选择软膏
   D. 有皮肤破损以瘙痒为主的选择酊剂

5. 多价过敏是指：　　　　　　　　　　　　　　　　　　　　　（　　）
   A. 药疹治愈后,再用与致敏药物化学结构相似的药物,能再发药疹
   B. 药疹治愈后,再用与致敏药物化学结构相似的药物,可诱发过敏
   C. 在药疹高敏状态期,再用与致敏药物化学结构相似的药物,可发生过敏
   D. 在药疹高敏状态期,甚至对一些结构不同的药物也诱发过敏

6. 性病是指：　　　　　　　　　　　　　　　　　　　　　　　（　　）
   A. 一组以性行为作为主要传播途径的传染病
   B. 一组以多种不良卫生习惯为主要传播途径的传染病
   C. 一组不能治愈的传染病
   D. 一组通过皮肤接触传染的传染病

7. 我国列为重点防治的性传播疾病主要有几种：　　　　　　　　（　　）
   A. 5 种　　　　　　B. 6 种　　　　　　C. 7 种　　　　　　D. 8 种

8. 梅毒最主要的传播途径是： （　　）
   A. 直接性接触传染　　　　　　B. 间接接触传染
   C. 胎盘传染　　　　　　　　　D. 血源性传染

9. 有关淋病的概念，叙述正确的是： （　　）
   A. 由淋病奈瑟菌引起的各种感染的总称
   B. 是单纯性泌尿系统的感染
   C. 由淋病奈瑟菌引起的化脓性生殖系统感染
   D. 由淋病奈瑟菌引起的化脓性泌尿系统感染

10. 尖锐湿疣的好发部位为： （　　）
    A. 仅发生于外生殖器及肛门附近的皮肤黏膜湿润区
    B. 好发于外生殖器及肛门附近的皮肤、黏膜湿润区
    C. 常发生于腋窝、脐窝、乳房及黏膜湿润区
    D. 乳房

(二) 多项选择题

11. 下列属于皮肤原发性损害的有： （　　）
    A. 斑疹、丘疹、结节　　　　　B. 斑疹、风团、苔藓化
    C. 斑疹、水疱、脓疱　　　　　D. 斑疹、水疱、囊肿
    E. 斑疹、丘疹、水疱

12. 有关湿敷换药法叙述正确的是： （　　）
    A. 选用大小适中湿敷垫浸入药液后，以不滴水为度将其紧贴皮损
    B. 每隔15～20分钟重新操作一次，每次持续1～2小时
    C. 湿敷面积一般不超过体表面积的1/2
    D. 每次湿敷需更换溶液及湿敷垫
    E. 消毒的湿敷垫及湿敷液可重复使用

13. 梅毒的主要传播途径有： （　　）
    A. 性接触传染　　　　　　　　B. 间接接触传染
    C. 胎盘传染　　　　　　　　　D. 血源性传染
    E. 严重感染时，通过握手也能传染

14. 梅毒的治疗原则有： （　　）
    A. 诊断必须明确，治疗越早，效果越好
    B. 治疗首选长效青霉素
    C. 定期复查，早期梅毒应在治疗后的第一年每隔3个月复查一次，以后每半年复查一次，直至2～3年

D. 病人的配偶应同时到医院检查和治疗

E. 病人的性伴侣不一定要检查

15. 梅毒病人的消毒隔离措施有：　　　　　　　　　　　（　　）

A. 早期梅毒应予接触隔离,住单间病房

B. 房间的医疗用品相对固定,定期消毒

C. 医护人员在检查治疗前后需洗手

D. 医护人员接触分泌物、血液时要戴手套

E. 污染的敷料要用消毒液浸泡

16. 尖锐湿疣的传播途径有：　　　　　　　　　　　　（　　）

A. 性接触

B. 接触尖锐湿疣病人污染的生活用品而感染

C. 血源性传染

D. 胎盘传染

E. 女性病人可在分娩时通过产道传染给婴儿

17. 手足癣的预防措施包括：　　　　　　　　　　　　（　　）

A. 注意个人、家庭、公共场所卫生

B. 不共用毛巾、浴巾、洗脚盆

C. 毛巾、浴巾、洗脚盆定期消毒

D. 经常更换鞋袜,治疗足部多汗症

E. 做好公共浴池的消毒工作

18. 婴儿湿疹的皮肤护理措施包括：　　　　　　　　　（　　）

A. 保护患儿皮肤,勿过度烫洗,避免过多肥皂刺激及搔抓

B. 衣物宜轻、软、宽松

C. 衣服、枕巾、尿布要勤洗勤换

D. 室温应高一些,衣被要暖和

E. 避免毛织品类衣物直接接触皮肤

19. 引起药疹的常见致敏药物有：　　　　　　　　　　（　　）

A. 抗生素类　　　　　　　　　B. 磺胺类

C. 解热镇痛类　　　　　　　　D. 催眠药、镇静药与抗癫痫药

E. 异种血清制剂和疫苗

20. 剥脱性皮炎型药疹的治疗原则包括：　　　　　　　（　　）

A. 立即停用已知及可疑致敏药物

B. 及时抢救,尽早使用皮质类固醇激素

C. 予以支持疗法,维持水、电解质平衡

D. 采取严格的消毒隔离措施,尽可能减少感染机会

E. 选用与致敏药物无关的药物治疗原发病,避免交叉过敏

21. 银屑病病人的皮肤护理措施包括:　　　　　　　　　　　　　( )

A. 指导病人勤剪指甲,避免搔抓,以防皮损扩散引起同形反应或继发感染

B. 有条件者坚持每日一次温水浴,注意水温和室温要适宜

C. 遵医嘱治疗,不要停药

D. 注意劳逸结合

E. 衣着要宽大,内衣宜穿纯棉制品,床褥宜清洁舒适

习 题 答 案

☞单项选择题

1. D　　2. B　　3. D　　4. D　　5. D　　6. A　　7. D

8. A　　9. A　　10. B

☞多项选择题

11. ACDE　　12. ABD　　13. ABCD　　14. ABCD

15. ABCD　　16. ABE　　17. ABCDE　　18. ABCE

19. ABCDE　　20. ABCDE　　21. ABE

(李文玲)

第十三节 眼 科

(一) 单项选择题

1. 下列哪一项不是干眼症病人的特征性表现：   (   )
   A. 泪液分泌减少   B. 不流泪
   C. 泪膜稳定性降低   D. 眼表功能损害

2. 在调节放松状态下,平行光线经过眼的屈光系统后聚焦在视网膜之前称
   为：   (   )
   A. 远视   B. 近视   C. 正视   D. 弱视

3. 下列哪一种不是闭角型青光眼发作的急救药：   (   )
   A. 毛果芸香碱(匹鲁卡品)眼液   B. 乙酰唑胺
   C. 阿托品眼液   D. 20％甘露醇注射液

4. 老年性白内障最佳手术期为：   (   )
   A. 初发期   B. 膨胀期   C. 成熟期   D. 过熟期

5. 视网膜脱离行玻璃体注气手术的患者术后应采取的体位是：   (   )
   A. 仰卧位   B. 半卧位
   C. 头低脚高位   D. 低头或俯卧位

6. 角膜移植手术为预防排斥反应术后应使用哪一种眼液：   (   )
   A. 匹鲁卡品眼液   B. 可的松眼液
   C. 噻吗咯尔眼液   D. 阿托品眼液

(二) 多项选择题

7. 眼心反射是指眼球受机械刺激引起的：   (   )
   A. 心律失常   B. 交感神经兴奋
   C. 脉搏变快   D. 迷走神经兴奋
   E. 脉搏变慢

8. 近视眼的并发症有：   (   )
   A. 黄斑部变性、渗出,新生血管形成
   B. 视网膜脱离
   C. 暗适应时间延长
   D. 角膜溃疡
   E. 玻璃体液化、混浊和后脱离

9. 青光眼病人的健康教育内容包括：　　　　　　　　　　　　　　（　　）

　　A. 短时间内应大量饮水(≥300 ml)

　　B. 多吃蔬菜、水果,防止便秘

　　C. 晚间少看电视,不在暗室停留过久

　　D. 可穿高领和紧身衣裤

　　E. 保持心情愉快,避免情绪波动

10. 准分子激光治疗近视眼的手术适应证有：　　　　　　　　　　（　　）

　　A. 近视在−15.00D以下,散光不超过6.00D,远视在+6.00D以下

　　B. 年龄满18周岁及以上

　　C. 近视系数稳定在2年以上

　　D. 眼部无活动性眼病,排除全身系统疾患

　　E. 配戴隐形眼镜者,摘镜停戴2周以上

习　题　答　案

☞单项选择题

　1. B　　2. B　　3. C　　4. C　　5. D　　6. B

☞多项选择题

　7. ADE　　　8. ABCE　　9. BCE　　10. ABCDE

第十四节　耳鼻喉科

（一）单项选择题

1. 气管切开病人病室环境应保持：　　　　　　　　　　　　　　　（　　）
   A. 室内温度 18~20℃,相对湿度 50%~60%
   B. 室内温度 18~20℃,相对湿度 70%~80%
   C. 室内温度 20~22℃,相对湿度 80%~90%
   D. 室内温度 20~22℃,相对湿度 70%~80%

2. 气管切开病人拔管指征为：　　　　　　　　　　　　　　　　　（　　）
   A. 呼吸困难解除可直接拔管
   B. 呼吸困难解除后,先行堵管,观察 12 小时后呼吸正常方可拔管
   C. 呼吸困难解除后,先行堵管,观察 48 小时后呼吸正常方可拔管
   D. 呼吸困难解除后,先行堵管,观察 48~72 小时后呼吸正常方可拔管

3. 下列哪一项不是鼻出血的病因：　　　　　　　　　　　　　　　（　　）
   A. 肿瘤　　　　　　　　　　　B. 鼻中隔病变
   C. 鼻腔和鼻窦炎症　　　　　　D. 卡他性中耳炎

4. 下列哪个区域不宜行鼻内窥镜手术：　　　　　　　　　　　　　（　　）
   A. 鼻腔　　　　　　　　　　　B. 鼻眼区
   C. 口鼻区　　　　　　　　　　D. 鼻窦和鼻颅底

5. 对行扁桃体切除术的病人正确的护理措施是：　　　　　　　　　（　　）
   A. 局麻术后即可进食
   B. 局麻术后 4 小时进食冷流质
   C. 全麻术后 4 小时进食冷流质
   D. 局麻术后 4 小时进食半流质

6. 关于阻塞性睡眠综合征的叙述错误的是：　　　　　　　　　　　（　　）
   A. 成人夜间 7 小时睡眠中,至少有 30 次呼吸暂停
   B. 每次气流中断时间至少 10 秒以上
   C. 呼吸暂停指数(每小时呼吸暂停的平均次数)大于 7
   D. 呼吸暂停指数大于 5

7. 食道异物最常见的停留部位是：　　　　　　　　　　　　　　　（　　）
   A. 食管下段　　　　　　　　　B. 主动脉弓压迫食管处
   C. 食管入口　　　　　　　　　D. 食管穿过膈处

8. 借空气传导的声音受到外耳道、中耳病变的阻碍,到达内耳的声能减弱,致使不同程度听力减退者称: （ ）

    A. 感音性聋   B. 传导性聋

    C. 混合性聋   D. 噪声性聋

（二）多项选择题

9. 气管切开的并发症有: （ ）

    A. 出血   B. 皮下气肿

    C. 纵隔气肿   D. 气胸

    E. 拔管困难

10. 鼻出血常用的止血方法: （ ）

    A. 填塞法   B. 血管结扎法

    C. 烧灼法   D. 血管栓塞法

    E. 热敷法

11. 变应性鼻炎的临床特点为: （ ）

    A. 鼻痒、喷嚏   B. 出血

    C. 鼻黏膜肿胀   D. 鼻分泌亢进

    E. 头胀痛

12. 鼻咽癌的早期临床表现有: （ ）

    A. 回缩涕中带血   B. 擤出涕中带血

    C. 鼻塞   D. 淋巴结肿大

    E. 声音嘶哑

13. 行扁桃体切除术的禁忌证有: （ ）

    A. 造血系统疾病及凝血机制障碍者

    B. 急性炎症时   C. 月经期、妊娠期

    D. 扁桃体良性肿瘤   E. 严重全身性疾病

14. 扁桃体术后并发症主要有: （ ）

    A. 出血   B. 咽旁脓肿

    C. 急性中耳炎   D. 伤口感染

    E. 肺部并发症

15. 气管异物的并发症主要有: （ ）

    A. 气胸   B. 声音嘶哑

    C. 纵隔或皮下气肿   D. 心力衰竭

    E. 感染

习 题 答 案

单项选择题

1. C   2. C   3. D   4. C   5. B   6. C   7. C

8. B

多项选择题

9. ABCDE   10. ABCD   11. ACD·   12. ABD

13. ABCE   14. ADE   15. ACDE

（王　洁）

第十五节 口腔科

(一) 单项选择题

1. 龋病是指牙体硬组织在以细菌为主的多种因素影响下发生的一种：（　　）

    A. 急性破坏性疾病

    B. 慢性破坏性疾病

    C. 急性进行性破坏性疾病

    D. 慢性进行性破坏性疾病

2. 下列哪项不是龋病的主要危害：　　　　　　　　　　　（　　）

    A. 引起牙髓病、根尖周病等并发症

    B. 造成牙体缺损，破坏完整性，影响美观、发音

    C. 引起口腔溃疡

    D. 在儿童时期影响牙颌系统的生长发育

3. 下列哪项不是急性牙髓炎的疼痛特点：　　　　　　　　（　　）

    A. 固定痛　　　　　　　　　B. 夜间痛

    C. 自发痛　　　　　　　　　D. 激发痛

4. 狭义的牙周病是指：　　　　　　　　　　　　　　　　（　　）

    A. 发生于牙周组织的牙龈病

    B. 发生于牙周组织的牙周炎

    C. 造成牙齿支持组织破坏的牙龈病

    D. 造成牙齿支持组织破坏的牙周炎

5. 引起氟牙症的主要病因是将居住在饮水中氟含量过高的氟牙症流行区的年龄段定在：　　　　　　　　　　　　　　　　　　　（　　）

    A. 5 岁前　　　　　　　　　B. 7 岁前

    C. 9 岁前　　　　　　　　　D. 10 岁前

6. 牙龈出血的最常见原因为：　　　　　　　　　　　　　（　　）

    A. 牙髓炎　　　　　　　　　B. 龋病

    C. 牙龈炎和牙周炎　　　　　D. 慢性根尖周炎

7. 拔牙时不需行心电监护的病人是：　　　　　　　　　　（　　）

    A. 年老体弱的病人

    B. 有恐惧心理的病人

    C. 无拔牙禁忌证的高血压、心脏病患者

D. 并发心血管病变的肺、肝、肾、糖尿病患者

8. 在心电监护下拔牙的病人术后应嘱病人休息多长时间,无不适后方可离开: （ ）

    A. 15 分钟   B. 30 分钟

    C. 45 分钟   D. 60 分钟

9. 智齿冠周炎是指智齿萌出不全或阻生时: （ ）

    A. 牙冠周围软组织发生的炎症

    B. 牙龈和牙周支持组织的一种慢性破坏疾病

    C. 牙齿硬组织发生慢性进行性破坏的一种疾病

    D. 发生在牙髓组织的疾病

10. 牙拔除术后几小时可进食: （ ）

    A. 1 小时   B. 2 小时

    C. 3 小时   D. 4 小时

11. 牙拔除术后多长时间取出压迫棉球: （ ）

    A. 20 分钟   B. 30 分钟

    C. 1 小时   D. 2 小时

12. 配带固定矫治器者每次刷牙的时间不少于: （ ）

    A. 2 分钟   B. 3 分钟

    C. 4 分钟   D. 5 分钟

13. 以下哪项不会导致错殆畸形: （ ）

    A. 剔牙   B. 吮指、咬唇

    C. 吐舌、舔牙   D. 偏侧咀嚼

14. 配戴固定矫治器者应避免: （ ）

    A. 牙齿用力   B. 吃硬性、粘性及大块食物

    C. 用后牙吃东西   D. 早、晚刷牙及餐后刷牙

(二) 多项选择题

15. 引起龋病的主要因素包括: （ ）

    A. 微生物   B. 宿主   C. 营养

    D. 饮食   E. 时间

16. 急性牙髓炎的疼痛特点表现为: （ ）

    A. 自发痛   B. 夜间痛   C. 放散痛

    D. 牵涉痛   E. 激发痛

17. 氟牙症的主要特征为：　　　　　　　　　　　　　　　（　　）
    A. 牙在发育期间,长期接受过量的氟
    B. 18 岁之前居住在饮水中氟含量过高的地区
    C. 成釉细胞受到损害
    D. 牙釉质发育不全
    E. 牙髓组织发育不全

18. 复发性口腔溃疡的特征性表现为：　　　　　　　　　　　（　　）
    A. 周期性　　　　　　B. 自限性　　　　　　C. 稳定性
    D. 局限性　　　　　　E. 交替性

19. 智齿冠周炎的主要防治措施包括：　　　　　　　　　　　（　　）
    A. 局部冲洗　　　　　B. 切开引流　　　　　C. 应用抗生素
    D. 增强抵抗力　　　　E. 立即拔除阻生牙

20. 牙拔除术后为防止出血应注意：　　　　　　　　　　　　（　　）
    A. 拔牙当日不要漱口
    B. 术后 1～2 天内避免用舌舔或吸吮创口
    C. 拔牙次日可刷牙
    D. 术后 1～2 天内避免用拔牙侧咀嚼
    E. 术后 1～2 天内可用拔牙侧咀嚼

21. 牙拔除术后出血的局部原因有：　　　　　　　　　　　　（　　）
    A. 软组织撕裂　　　　　　　　B. 牙槽骨骨折
    C. 凝血功能障碍　　　　　　　D. 牙槽内小血管破裂
    E. 牙槽窝内血凝块脱落

22. 下列哪些疾病易引起牙拔除术后出血：　　　　　　　　　（　　）
    A. 血友病　　　　　　　　　　B. 糖尿病
    C. 肝炎　　　　　　　　　　　D. 原发性血小板减少性紫癜
    E. 溃疡病

23. 儿童时期导致错𬌗畸形的不良习惯包括：　　　　　　　　（　　）
    A. 吮指习惯　　　　　B. 舔牙习惯　　　　　C. 咬物习惯
    D. 托腮习惯　　　　　E. 偏侧咀嚼习惯

24. 配戴固定矫治器进食应注意：　　　　　　　　　　　　　（　　）
    A. 不要吃硬性、粘性食物　　　B. 尽量用前牙吃东西
    C. 不要吃大块食物　　　　　　D. 前牙不要做啃的动作
    E. 避免用后牙吃东西

习 题 答 案

单项选择题

1. D　　2. C　　3. A　　4. D　　5. B　　6. C　　7. B

8. B　　9. A　　10. B　　11. B　　12. B　　13. A　　14. B

多项选择题

15. ABDE　　16. ABCE　　17. ACD　　18. ABD

19. ABCD　　20. ABCD　　21. ABDE　　22. ACD

23. ABCDE　　24. ACD

（张　梅　翟凤平　王　洁）

复习自测题

(一) 单项选择题（共 60 题，每题 1 分。每题的备选项中，只有 1 个最符合题意）

1. 整体护理的指导思想是： （　　）
   A. 以问题为本　　　　　　　　B. 以人为本
   C. 以护理对象的生理需要为本　D. 以护理对象的心理需要为本

2. 下列哪项不是罗伊适应模式的基本内容： （　　）
   A. 心理功能　　　　　　　　B. 自我概念
   C. 角色功能　　　　　　　　D. 互相依赖

3. 属于客观方面的健康资料是： （　　）
   A. 疼痛　　　　　　　　　　B. 愉快
   C. 水肿　　　　　　　　　　D. 乏力

4. 属于主观方面的健康资料是： （　　）
   A. 体温 39℃　　　　　　　B. 胸闷、气短
   C. 呼吸急促　　　　　　　　D. 口唇发绀

5. 护理技术管理的重点是： （　　）
   A. 提高护理质量　　　　　　B. 提高技术整体功能
   C. 护士　　　　　　　　　　D. 基础护理技术

6. 病人角色淡化是指： （　　）
   A. 利用病人角色的特征，获取某些切身利益
   B. 隐瞒疾病，不愿承担疾病所造成的后果
   C. 过分依赖医护人员帮助
   D. 对自身疾病的严重程度过于忽略

7. 道德是由以下哪项因素决定的： （　　）
   A. 文化基础　　　　　　　　B. 物质基础
   C. 经济基础　　　　　　　　D. 环境因素

8. 日常生活中不属于促进健康的行为是： （　　）
   A. 求医行为　　　　　　　　B. 病人角色行为
   C. 不断增加营养　　　　　　D. 戒除不良嗜好

9. 以下哪种沟通技巧的运用可使对方有较多的控制权：　　　　　　　（　　）
   A. 沉默　　　　　　　　　　　　B. 核实所听内容
   C. 开放式提问　　　　　　　　　D. 封闭式提问

10. 以下营养素中哪种为使用最多、价格最便宜的供能物质：　　　　　（　　）
    A. 蛋白质　　　　　　　　　　　B. 脂肪
    C. 水　　　　　　　　　　　　　D. 糖

11. 低钠饮食每日供钠量为：　　　　　　　　　　　　　　　　　　　（　　）
    A. <100 mg　　　　　　　　　　B. <200 mg
    C. <300 mg　　　　　　　　　　D. <500 mg

12. 持有《护士执业证书》的护理人员在进行执业前必须经过：　　　　（　　）
    A. 专业培训　　　　　　　　　　B. 临床实践 3 个月以上
    C. 注册　　　　　　　　　　　　D. 积累一定的护理经验

13. 食管的第三狭窄距切牙的距离约为：　　　　　　　　　　　　　　（　　）
    A. 15 cm　　　　　　　　　　　B. 25 cm
    C. 40 cm　　　　　　　　　　　D. 60 cm

14. 病人头面部大出血时，急救止血应压迫的动脉是：　　　　　　　　（　　）
    A. 面动脉　　　　　　　　　　　B. 颈总动脉
    C. 颈内动脉　　　　　　　　　　D. 颈外动脉

15. 红细胞膜上含有 A 抗原者其血型为：　　　　　　　　　　　　　（　　）
    A. A 型　　　　　　　　　　　　B. B 型
    C. A 型或 AB 型　　　　　　　　D. B 型或 AB 型

16. 具有癌变倾向，但不一定都会转变为癌的良性病变属于：　　　　（　　）
    A. 原位癌　　　　　　　　　　　B. 癌前病变
    C. 不典型增生　　　　　　　　　D. 异型增生

17. 病原菌在局部生长繁殖而不入血，只有其产生的毒素入血，到达易感组织
    和细胞，引起独特的临床中毒症状称为：　　　　　　　　　　　　（　　）
    A. 菌血症　　　　　　　　　　　B. 败血症
    C. 毒血症　　　　　　　　　　　D. 脓毒血症

18. 用硫酸镁治疗惊厥的给药方式是：　　　　　　　　　　　　　　（　　）
    A. 口服　　　　　　　　　　　　B. 外用
    C. 含服　　　　　　　　　　　　D. 注射

19. 某一时期内暴露人口中发生某病新病例的频率称为：　　　　　　（　　）
    A. 发病率　　　　　　　　　　　B. 患病率
    C. 死亡率　　　　　　　　　　　D. 病死率

20. 下列哪项不是常用的清洁方法： （　　）
    A. 水洗　　　　　　　　　　B. 消毒液擦拭
    C. 去污剂去污　　　　　　　D. 机械去污

21. 黄苔主何证： （　　）
    A. 表证、寒证　　　　　　　B. 热证、里证
    C. 里寒证　　　　　　　　　D. 里热证

22. 王女士,55岁,因多发性子宫肌瘤行全子宫切除术,术后第二天,护士协助
    病人采取半坐卧位,其最主要的目的是： （　　）
    A. 减少局部出血　　　　　　B. 减轻疼痛
    C. 减轻心脏负担　　　　　　D. 使渗出物流入盆腔

23. 李先生,60岁,因"脑血栓形成"后3周,右侧上下肢能在床面上平移,但不
    能抬起,判断其肌力为： （　　）
    A. 0级　　　　B. 1级　　　　C. 2级　　　　D. 3级

24. 胆道梗阻病人的大便可呈： （　　）
    A. 黑色　　　　　　　　　　B. 暗绿色
    C. 暗红色　　　　　　　　　D. 白陶土色

25. 静脉输液时造成病人急性肺水肿发生的原因是： （　　）
    A. 输入致热物质　　　　　　B. 输液速度过快
    C. 长时间输入高浓度药液　　D. 输液过程中无人守护

26. 因抢救未能及时记录病历时,应在抢救结束后哪个时间段内据实补记：
    （　　）
    A. 2小时内　　　　　　　　B. 4小时内
    C. 6小时内　　　　　　　　D. 12小时内

27. 经口气管插管的深度是指： （　　）
    A. 导管尖端至门齿的距离,通常成人为 22 cm±2 cm
    B. 导管尖端至门齿的距离,通常成人为 27 cm±2 cm
    C. 导管尖端至鼻尖的距离,通常成人为 22 cm±2 cm
    D. 导管尖端至鼻尖的距离,通常成人为 27 cm±2 cm

28. 给中暑病人体内降温时,用于灌肠的葡萄糖盐水的温度为： （　　）
    A. 4~10℃　　　　　　　　B. 10~15℃
    C. 0~4℃　　　　　　　　　D. 15~20℃

29. 大量咯血是指咯血量： （　　）
    A. >300 ml/d　　　　　　　B. >400 ml/d
    C. >500 ml/d　　　　　　　D. >600 ml/d

30. 5IU 结素试验阳性的意义描述不正确的是： （　　）

　　A. 受过结核菌感染

　　B. 接种过卡介苗

　　C. 一定患结核病

　　D. 对婴幼儿结核病的诊断价值高

31. 高血压的诊断标准是： （　　）

　　A. 收缩压≥130 mmHg 和（或）舒张压≥90 mmHg

　　B. 收缩压≥140 mmHg 和（或）舒张压≥100 mmHg

　　C. 收缩压≥150 mmHg 和（或）舒张压≥100 mmHg

　　D. 收缩压≥140 mmHg 和（或）舒张压≥90 mmHg

32. 永久起搏器安装术后术侧上肢至少多长时间方可上抬： （　　）

　　A. 2 个月　　　　 B. 3 个月　　　　 C. 4 个月　　　　 D. 6 个月

33. ERCP 中文指： （　　）

　　A. 十二指肠造影　　　　　　 B. 胰管造影

　　C. 胆道造影　　　　　　　　 D. 胰胆管造影

34. 肾病综合征病人 24 小时尿蛋白定量常为： （　　）

　　A. >2.5 g/d　　　　　　　　 B. >3.5 g/d

　　C. 150 mg/d　　　　　　　　 D. <1.5 g/d

35. 粒细胞缺乏症是指外周血中性粒细胞绝对值低于： （　　）

　　A. 2.0×10^9/L　　　　　　 B. 1.5×10^9/L

　　C. 1.0×10^9/L　　　　　　 D. 0.5×10^9/L

36. 下列何种情况时需做口服葡萄糖耐量试验： （　　）

　　A. 空腹血浆葡萄糖>7.0 mmol/L

　　B. 随机血浆葡萄糖>11.1 mmol/L

　　C. 6.1 mmol/L<空腹血浆葡萄糖<7.0 mmol/L

　　D. 空腹血浆葡萄糖<6.1 mmol/L

37. 关于癫痫持续状态的叙述，错误的是： （　　）

　　A. 指一次癫痫发作持续 30 分钟以上

　　B. 连续多次发作癫痫

　　C. 发作间期意识恢复正常

　　D. 发作间期神经功能未恢复至正常

38. 痛风最易累及的关节是： （　　）

　　A. 膝关节　　　　　　　　　 B. 肘关节

　　C. 第一跖趾关节　　　　　　 D. 踝关节

39. 下列哪项不是休克抑制期的临床表现： （ ）

    A. 精神兴奋   B. 血压下降

    C. 脉搏细速   D. 尿量减少

40. 引起丹毒的致病菌是： （ ）

    A. 金黄色葡萄球菌   B. β-溶血性链球菌

    C. 大肠杆菌   D. 绿脓杆菌

41. 一患者行胃大部切除术后发生了倾倒综合征，以下哪项处理是错误的：

                                               （ ）

    A. 少食多餐   B. 低脂肪饮食

    C. 控制甜食   D. 餐后平卧 10～20 分钟

42. 何种颅骨骨折的典型表现为"熊猫眼"征： （ ）

    A. 顶骨骨折   B. 颅前窝骨折

    C. 颅中窝骨折   D. 颅后窝骨折

43. 关于瓣膜置换术后抗凝治疗的护理，错误的是： （ ）

    A. 瓣膜置换术后需终生抗凝治疗

    B. 用药后需观察皮炎、出血或渗血、肠痉挛等症状

    C. 如需拔牙或接受其他手术，应在手术前两天停药

    D. 正确掌握抽血时间、凝血酶原时间及活动度

44. 前列腺增生的临床表现不包括： （ ）

    A. 尿频   B. 尿急

    C. 排尿困难   D. 尿潴留

45. 下列哪种阴道炎患者可使用雌激素制剂来提高阴道抵抗力： （ ）

    A. 滴虫性阴道炎   B. 念珠菌性阴道炎

    C. 老年性阴道炎   D. 外阴炎

46. 对有遗传病家族史或分娩史的孕妇应在何时抽羊水做染色体核型分析：

                                               （ ）

    A. 妊娠早期   B. 妊娠中期

    C. 妊娠 32～34 周   D. 妊娠 35～37 周

47. 为预防和控制子痫发作，首选药物是： （ ）

    A. 利血平   B. 复方降压片

    C. 安定   D. 硫酸镁

48. 维生素 A、D 缺乏常致： （ ）

    A. 夜盲症、佝偻病   B. 佝偻病、脚气病

    C. 干眼症、坏血病   D. 脚气病、坏血病

49. 抗疟原虫治疗的常用药物中,用于控制复发、中断传播途径的药物是: （　）

    A. 氯奎   B. 奎宁

    C. 伯氨奎   D. 乙胺嘧啶

50. 精神分裂症的阴性症状是指: （　）

    A. 临床症状以幻觉为主,多见于慢性分裂症

    B. 临床症状以妄想为主,多见于慢性分裂症

    C. 临床症状以幻觉、妄想为主,多见于慢性分裂症

    D. 临床症状以思维贫乏、情感淡漠、意志缺乏、孤僻内向为主,多见于慢性分裂症

51. 老年病人生活环境需人性化布置,具体要求除外: （　）

    A. 室内空间大   B. 光线充足

    C. 地面防滑   D. 尽量保持一致性

52. SIMV 是指下列哪种机械通气模式: （　）

    A. 压力支持通气   B. 辅助控制通气

    C. 双水平气道正压   D. 同步间歇指令通气

53. 呼吸机应用时出现高压报警的常见原因有: （　）

    A. 呼吸机管道脱落   B. 高压报警限设定过高

    C. 呼吸道分泌物过多   D. 湿化罐活塞未关闭

54. 中心静脉压(CVP)的正常值为: （　）

    A. 5～12 cmH_2O B. 15～20 cmH_2O

    C. 2～5 cmH_2O D. 2～5 mmHg

55. 下列关于良性肿瘤的描述正确的是: （　）

    A. 分化程度高,异型性大   B. 呈膨胀性生长,常无包膜

    C. 术后不复发   D. 生长缓慢,不会转移

56. 脑损伤后病人急性期康复的主要内容是: （　）

    A. 排尿障碍和吞咽障碍的处理   B. 肢体训练

    C. 日常生活动作训练   D. 心理康复

57. 多价过敏是指: （　）

    A. 药疹治愈后,再用与致敏药物化学结构相似的药物,能再发药疹

    B. 药疹治愈后,再用与致敏药物化学结构相似的药物,可诱发过敏

    C. 在药疹高敏状态期,再用与致敏药物化学结构相似的药物,可发生过敏

    D. 在药疹高敏状态期,甚至对一些结构不同的药物也诱发过敏

58. 视网膜脱离行玻璃体注气手术的患者术后应采取的体位是: （　　）
　　A. 仰卧位　　　　　　　　　B. 半卧位
　　C. 头低脚高位　　　　　　　D. 低头或俯卧位

59. 对行扁桃体切除术的病人正确的护理措施是: （　　）
　　A. 局麻术后即可进食
　　B. 局麻术后 4 小时进食冷流质
　　C. 全麻术后 4 小时进食冷流质
　　D. 局麻术后 4 小时进食半流质

60. 下列哪项不是急性牙髓炎的疼痛特点: （　　）
　　A. 固定痛　　　　　　　　　B. 夜间痛
　　C. 自发痛　　　　　　　　　D. 激发痛

(二) 多项选择题(共 40 题,每题 1 分。每题的备选项中,有 2 个或 2 个以上符合题意。错选、少选、多选均不得分)

61. 现代护理学的发展经历了以下几个阶段: （　　）
　　A. 以问题为中心的阶段　　　B. 以护理程序为中心的阶段
　　C. 以疾病为中心的阶段　　　D. 以病人为中心的阶段
　　E. 以人的健康为中心的阶段

62. 护理诊断的特点是: （　　）
　　A. 临床判断
　　B. 在病中诊断始终不变
　　C. 由护理人员和医疗人员共同制定
　　D. 问题的范畴应在护理职责范围内
　　E. 描述由 P、E、S 三个部分组成

63. 影响应激反应的因素有: （　　）
　　A. 应激原的类型　　　　　　B. 应激原的强度
　　C. 应激原持续的时间　　　　D. 生理因素
　　E. 个体因素

64. 属于非语言性行为的是: （　　）
　　A. 滔滔不绝的倾诉　　　　　B. 沉默
　　C. 真诚的微笑　　　　　　　D. 亲切的抚摸
　　E. 全神贯注的倾听

65. 功能性食品对人体的作用有: （　　）
　　A. 营养作用　　　　B. 调节作用　　　　C. 改善健康状况
　　D. 促进生长发育　　E. 降低疾病危险性

66. 肝门静脉系与上、下腔静脉的吻合主要有:( )
    A. 食管静脉丛　　　　B. 脐周静脉网　　　　C. 翼静脉丛
    D. 膀胱静脉丛　　　　E. 直肠静脉丛

67. 关于牵涉性痛的正确描述是:　　　　　　　　　　　　　　　( )
    A. 牵涉性痛是指某些内脏疾病往往引起体表特定部位发生疼痛或痛觉过敏的现象
    B. 心肌缺血或梗死时可有心前区、左肩和左上臂尺侧疼痛
    C. 胆囊病变时可有肩胛部疼痛
    D. 胃溃疡时可有上腹部疼痛
    E. 阑尾炎早期可有脐周围或上腹部的疼痛

68. 下列对免疫应答、体液免疫和细胞免疫的正确描述是:　　　　( )
    A. 抗体识别阶段是免疫应答的第一阶段
    B. 体液免疫是指 T 细胞介导的免疫应答
    C. 体液免疫主要通过抗体发挥作用
    D. T 细胞介导的免疫应答具有抗肿瘤免疫作用
    E. 细胞免疫是指 B 细胞介导的免疫应答

69. 打包物品灭菌时,正确的要求包括:　　　　　　　　　　　　( )
    A. 预真空灭菌时,物品包体积不超过 30 cm×30 cm×50 cm
    B. 下排气灭菌时,物品包体积不超过 30 cm×30 cm×25 cm
    C. 金属包重量不超过 5 kg
    D. 敷料包重量不超过 7 kg
    E. 物品包体积和重量没有要求

70. 可减轻或缓解病人疼痛的措施包括:　　　　　　　　　　　　( )
    A. 选听病人喜欢的音乐　　　　B. 有节律的按摩
    C. 针刺穴位　　　　　　　　　D. 采取舒适的体位
    E. 深呼吸

71. 造成患者尿潴留的原因有:　　　　　　　　　　　　　　　　( )
    A. 前列腺肥大　　　　　　　　B. 使用麻醉剂
    C. 焦虑　　　　　　　　　　　D. 外伤
    E. 膀胱过度充盈

72. 以下选项中适合冷疗的是:　　　　　　　　　　　　　　　　( )
    A. 牙痛　　　　　　　　　　　B. 急性扭伤早期
    C. 大面积组织损伤　　　　　　D. 深部化脓病灶
    E. 中暑

73. 中暑病人降温的方法有： （   ）

    A. 环境降温   B. 体表降温

    C. 体内降温   D. 药物降温

    E. 物理降温

74. 胸腔闭式引流期间为预防气体进入胸腔，正确的措施有： （   ）

    A. 病人搬动时，用两把血管钳将引流管夹紧

    B. 更换引流瓶时，将近心端的引流管夹住后再更换

    C. 引流瓶中长管的一端置于水面下 3～4 cm

    D. 引流瓶被打破时，应立即夹住引流管

    E. 引流管不慎滑出时，应立即用纱布覆盖伤口

75. 下列哪些护理措施适用于心肌梗死病人： （   ）

    A. 前 1～3 天绝对卧床休息

    B. 所有病人第 2 周都需试着下床活动

    C. 发病第一天给予高蛋白、高热量软食

    D. 少量多餐，不宜过饱

    E. 发病最初几日给予持续吸氧

76. 下列胃镜检查术前及术后注意事项正确的是： （   ）

    A. 术前做好解释工作，争取病人配合

    B. 检查前禁食、禁饮至少 6 小时

    C. 检查结束后嘱病人静卧休息，12 小时后方可进食

    D. 做活检及细胞刷取样者，术后当日进流质，次日进软食

    E. 术后病人咽喉部不适者，可口含润喉片或漱口液含漱

77. 肾病综合征病人可出现下列哪些并发症： （   ）

    A. 急性肾衰竭   B. 静脉血栓

    C. 继发感染   D. 高脂血症

    E. 水肿

78. 粒细胞缺乏症的临床表现有： （   ）

    A. 头痛困倦   B. 畏寒、高热

    C. 全身关节疼痛   D. 黏膜坏死性溃疡

    E. 感染

79. 糖尿病病人运动治疗的益处有： （   ）

    A. 适当运动有利于减轻体重

    B. 有利于提高胰岛素敏感性

    C. 改善血浆葡萄糖和脂代谢紊乱

D. 对血管疾病及危险因素有改善作用

E. 可以不进行饮食治疗

80. 糖尿病酮症酸中毒时,护士需快速建立两条静脉通道,其用途为: (　　)

A. 快速输入胰岛素,迅速降低血浆葡萄糖

B. 大量补液

C. 抗感染

D. 纠正电解质及酸碱平衡

E. 每小时 4～6 u 小剂量输入胰岛素

81. 癫痫持续状态的急救护理措施包括: (　　)

A. 保持呼吸道通畅　　　　　　　B. 吸氧

C. 保障病人安全　　　　　　　　D. 药物治疗和对症处理

E. 病情监测

82. 有关痛风临床表现的叙述,正确的有: (　　)

A. 急性关节炎是痛风的首发症状,最易累及第一跖趾关节

B. 痛风石是痛风的特征性损害,是尿酸盐沉积所致

C. 可出现蛋白尿、血尿、氮质血症等痛风性肾病表现

D. 可因尿酸高致尿路结石

E. 代谢综合征常与痛风伴发

83. 外科休克中最常见的是: (　　)

A. 低血容量性休克　　　　　　　B. 心源性休克

C. 神经源性休克　　　　　　　　D. 过敏性休克

E. 感染性休克

84. 外科感染的特点是: (　　)

A. 多数为单一细菌引起的感染

B. 多数为几种细菌引起的混合感染

C. 大部分有明显的局部症状和体征

D. 大部分有明显的全身症状和体征

E. 感染常较局限

85. 结肠手术前肠道准备的意义是: (　　)

A. 减少术中出血　　　　　　　　B. 减少术中污染

C. 防止术后腹胀　　　　　　　　D. 防止切口感染

E. 有利于吻合口愈合

86. 亚低温治疗的并发症有: (　　)

A. 肺部感染　　　　　　　　　　B. 心律失常

C. 低血容量性休克　　　　　　　　D. 泌尿系感染或结石

E. 压疮或冻伤

87. 心脏手术后常用的监测指标有：　　　　　　　　　　　　　　（　　）

A. HR、Bp、CVP　　　　　　　　　B. PAWP、PCWP、CO

C. RBC、WBC、PL、Hb　　　　　　D. 血清钾、钠、氯

E. pH、$PaCO_2$、PaO_2

88. 肾损伤非手术治疗病人的护理措施有：　　　　　　　　　　　（　　）

A. 绝对卧床休息 2～4 周

B. 2～3 个月内不宜参加体力劳动或竞技运动

C. 腰腹部疼痛者,给予精神上的安慰,避免使用止痛剂,以免掩盖病情

D. 避免躁动而加重出血

E. 动态观察血压、脉搏

89. 关节镜检查的适应证有：　　　　　　　　　　　　　　　　（　　）

A. 半月板损伤　　　　　　　　　　B. 韧带断裂

C. 髌骨退行性变　　　　　　　　　D. 关节炎

E. 膝部肿瘤

90. 慢性盆腔炎可导致患者：　　　　　　　　　　　　　　　　（　　）

A. 输卵管、卵巢积水　　　　　　　B. 月经失调

C. 不孕　　　　　　　　　　　　　D. 容易疲劳

E. 输卵管、卵巢囊肿

91. "TORCH"是指下列哪些病原体：　　　　　　　　　　　　　（　　）

A. 弓形虫　　　　　　　　　　　　B. 梅毒螺旋体

C. 巨细胞病毒　　　　　　　　　　D. 风疹病毒

E. 单纯疱疹病毒

92. 新生儿肺透明膜病的主要临床表现有：　　　　　　　　　　　（　　）

A. 出生后 4～6 小时出现呼吸困难,并进行性加重

B. 吸气时胸廓凹陷,呼气呻吟

C. 面色苍白

D. 肺呼吸音减轻,有细湿啰音

E. 意识改变

93. 有关麻疹患儿的隔离措施,正确的是：　　　　　　　　　　　（　　）

A. 立即呼吸道隔离至出疹后 3 日

B. 立即呼吸道隔离至出疹后 5 日

C. 有并发症者隔离到出疹后 10 日

D. 有关发症者隔离到出疹后 21 日

E. 接触的易感儿隔离观察 21 日

94. 流行性脑脊髓膜炎主要的临床表现有：　　　　　　　　　　　（　　）

A. 急性起病,突发高热,剧烈头痛

B. 起病缓,高热、头痛

C. 频繁呕吐,皮肤黏膜淤点、淤斑

D. 脑膜刺激征阳性

E. 严重者可有败血症休克及脑实质损害

95. 电痉挛治疗主要的适应证有：　　　　　　　　　　　　　　　（　　）

A. 严重抑郁、有强烈自伤自杀行为或明显的自责自罪者

B. 极度兴奋躁动、冲动、伤人者

C. 拒食、违拗和紧张性木僵者

D. 精神药物治疗无效者

E. 对药物治疗不能耐受者

96. 老年人肺炎的健康教育包括：　　　　　　　　　　　　　　　（　　）

A. 教会病人有效咳嗽的技巧　　　　B. 指导呼吸功能的锻炼

C. 加强营养　　　　　　　　　　　D. 尊重病人的吸烟习惯

E. 积极防治感冒

97. 影响脉搏血氧饱和度（SpO_2）测定的因素有：　　　　　　　（　　）

A. 血压　　　　　　　　　　　　　B. 体温

C. 外部光源干扰　　　　　　　　　D. 传感器松动

E. 病人躁动

98. 梅毒的主要传播途径有：　　　　　　　　　　　　　　　　　（　　）

A. 性接触传染　　　　　　　　　　B. 间接接触传染

C. 胎盘传染　　　　　　　　　　　D. 血源性传染

E. 严重感染时,通过握手也能传染

99. 气管异物的并发症主要有：　　　　　　　　　　　　　　　　（　　）

A. 气胸　　　　　　　　　　　　　B. 声音嘶哑

C. 纵隔或皮下气肿　　　　　　　　D. 心力衰竭

E. 感染

100. 配戴固定矫治器进食应注意：　　　　　　　　　　　　　　　（　　）

A. 不要吃硬性、粘性食物　　　　　B. 尽量用前牙吃东西

C. 不要吃大块食物　　　　　　　　D. 前牙不要做啃的动作

E. 避免用后牙吃东西

复习自测题答案

☞ 单项选择题

1. B	2. A	3. C	4. B	5. D	6. D	7. C
8. C	9. C	10. D	11. D	12. C	13. C	14. B
15. C	16. B	17. C	18. D	19. A	20. B	21. B
22. D	23. C	24. D	25. B	26. C	27. A	28. A
29. C	30. C	31. D	32. B	33. D	34. B	35. D
36. C	37. C	38. C	39. A	40. B	41. B	42. B
43. A	44. B	45. C	46. B	47. D	48. A	49. C
50. D	51. D	52. D	53. C	54. A	55. D	56. A
57. D	58. D	59. B	60. A			

☞ 多项选择题

61. CDE	62. DE	63. BCDE	64. BCDE
65. ABCE	66. ABE	67. ABCDE	68. CD
69. AB	70. ABCDE	71. ABCDE	72. ABE
73. ABCDE	74. BCDE	75. ADE	76. ABDE
77. ABC	78. ABCDE	79. ABCD	80. BCDE
81. ABCDE	82. ABCDE	83. AE	84. BCE
85. BCDE	86. ABCE	87. ABCDE	88. ABDE
89. ABCD	90. ABCDE	91. ABCDE	92. ABD
93. BCE	94. ACDE	95. ABCDE	96. ABCE
97. ABCDE	98. ABCD	99. ACDE	100. ACD